Dr. Antonio Carlos do Nascimento

TIREOIDE
PARA TODOS

Tudo o que você precisa saber para ter uma vida mais saudável

ideia&ação

Direitos em língua portuguesa para o Brasil:
Idéia e Ação - Rua Amália de Noronha, 204 - São Paulo - SP
tel. (11) 3086-2395
www.matrixeditora.com.br
e-mail: atendimento@matrixeditora.com.br

Capa:
Alexandre Santiago

Revisão:
Adriana Parra

Dados Internacionais de Catalogação na Publicação (CIP)
Sindicato Nacional dos Editores de Livros, RJ

Nascimento, Antonio Carlos do
Tireoide para todos / Antonio Carlos do Nascimento. - São Paulo :
Idéia e Ação, 2006

1. Glândula tireoide - Obras populares. I. Título.

06-2348. CDD 611.44
CDU 611.44

Aos meus pais, Severino e Raquel, pela existência (palavras jamais conseguiriam expressar minha gratidão).

Ao meu irmão Wilson, meu melhor amigo, pelo apoio.

Aos meus sobrinhos Zenon, Matheus e Luma, pelo carinho e pela motivação que só os jovens podem entregar.

À minha esposa, Maria Carolina, pelos seus olhos, pelo seu jeito, pelo seu amor (sem ela não quero existir).

À minha filha Isabella, pelo seu sorriso; eu sempre viverei para seu sorriso.

CAPÍTULO 1

TIREOIDE: "A TERRORISTA"

Se a medicina providenciasse uma mudança da nomenclatura dos órgãos humanos, e me incumbisse de dar outro nome à tireoide, não hesitaria em denominá-la de terrorista. Isso mesmo: terrorista! Aliás, desde minhas primeiras investigações acadêmicas sobre a tireoide, já a classificava por esse apelido. Não se assuste, mas devo confessar que o exagero é só aparente, pois, ao percorrer o que está escrito nas páginas seguintes, você perceberá que sou até modesto ao adjetivar a tireoide de terrorista.

Mas, como a tireoide ainda não sofreu alteração nominal, ao menos formalmente, vamos respeitar o seu nome, o que, entretanto, não nos impede de conhecer melhor sua reputação.

A tireoide é um órgão de 12 a 20 gramas, localizado no pescoço, anterior à traqueia. Seu nome deriva do grego: *thyreos* = escudo e *oeides* = em forma de. De maneira mais simples, com relação à sua forma, podemos compará-la a uma borboleta. Sob a sua custódia está a velocidade do metabolismo basal (energia mínima despendida para manter as funções vitais), o qual, para se encontrar em um padrão ótimo, necessita de quantidades normais dos hormônios da tireoide. Enfim, a tireoide deve estar funcionando direitinho, senão... Bem, vamos adiante.

No final da década de 1960, em alguns centros médicos do mundo iniciavam-se, a partir de dosagens sanguíneas dos hormônios da tireoide, os primeiros diagnósticos de disfunção tireoidiana.

Daí pode-se ter uma ideia do limite que havia para nós, médicos, quanto ao diagnóstico de doenças relacionadas ou correlacionadas com a disfunção tireoidiana, haja vista que um alto percentual de desequilibrados mentais, internados como loucos em manicômios, tinha na verdade disfunção da tireoide não diagnosticada – depois de reposto o hormônio da tireoide, ou corrigido seu excesso, era o fim da loucura. Aterrorizante, mas não terrorismo.

A apresentação global da metodologia diagnóstica para disfunção da tireoide para médicos do mundo todo surgiu na década de 1970. Déficit de raciocínio, distúrbio de comportamento, indisposição severa, sonolência ou insônia, ganho ou perda importante de peso, distúrbios menstruais sem causa ginecológica aparente ou qualquer outro sinal ou sintoma que sugerisse fortemente alguma disfunção tireoidiana era seguido de solicitação dos exames recém-criados para detecção da causa dessas alterações. Com suspeitas simples não havia a pesquisa, já que os exames eram muito caros, não estavam disponíveis a todos; portanto, só uma forte desconfiança justificava a procura. Porém, na década de 1980, solidificou-se a ideia de que não se poderia ficar passivo, aguardando pelo surgimento de uma forte suspeição da doença, pois agindo dessa forma (na verdade, não agindo), inúmeros diagnósticos deixariam de ser feitos e, por conseguinte, diversos males já estariam arraigados em muitos organismos.

Que fique anotado que a disfunção tireoidiana pode se dever a um aumento na produção de hormônios, o que caracteriza o **hiper**tireoidismo, ou a uma diminuição, o que provoca o **hipo**tireoidismo.

Apesar de menos frequente, o hipertireoidismo costuma ser clinicamente mais rico em sintomatologia, com palpitações, sudorese, insônia, emagrecimento; todavia, em pessoas de idade avançada pode expressar-se apenas como apatia, muitas vezes sendo equivocadamente diagnosticado como depressão ou prenúncio de doença de Alzheimer. Pavoroso, mas ainda não terrorismo.

Quanto ao hipotireoidismo, pode-se afirmar que quando se trata de crianças que nascem com essa disfunção, a situação é muito mais séria, pois se o tratamento não for iniciado em até seis semanas de vida certamente a criança sofrerá de deficiência mental. Daí a importância do teste do pezinho, pois é por meio desse simples procedimento que se diagnostica prematuramente, quando é o caso, o hipotireoidismo. Não foi por outra razão que nossas autoridades políticas se mobilizaram a fim de tornar obrigatória e gratuita por lei a realização do teste do pezinho. No início dos anos 1980, precisamente no ano de 1984, o estado de São Paulo foi o primeiro a tomar essa atitude, e, a partir do ano de 1990, com o advento do Estatuto da Criança e do Adolescente, a obrigatoriedade e a gratuidade do teste do pezinho ganharam âmbito nacional. Contudo, ainda assim, no início do novo século, metade dos nascidos vivos no Brasil não fazia o teste, o que gerava em torno de mil crianças com déficit mental por ano. Foi quando o Ministério da Saúde do Brasil, acertadamente, mudou a logística de cobertura para o teste, inclusive ampliando o número de doenças pesquisadas.

E nesse ponto eu também passo pela história da saúde pública brasileira, pois, com o auxílio de outras pessoas, também sensíveis ao tema, estive à frente de uma campanha nacional sobre a conscientização da importância do teste do pezinho (mais adiante, no capítulo 6, abordarei com mais detalhes esse importantíssimo tema). Ao me entregar a essa nobilíssima causa tive oportunidade de conhecer pessoas que não somente deram sentido àquele projeto, mas também demonstraram desejo pela manutenção de princípios cristãos. Foi durante o período em que me encontrava completamente envolvido com a campanha que pude confirmar o entendimento de que a finitude da vida é a forma com que Deus nos protege contra impérios insanos.

Carregarei com gratidão em meu coração, para o resto da vida, o senhor Antônio Ermírio de Moraes, detentor da honraria máxima que um homem pode e deve ter ao portar as virtudes: trabalho e honestidade; a sempre incansável Dra. Zilda Arns, da Pastoral da Criança; Raul Dória, que em meio a seus afazeres sempre destinou ajuda; Milu Vilela, eterna defensora das causas sociais; Aracy, da Rede Globo de Televisão, que viabilizou durante um bom período a veiculação do comercial da campanha em dezenas de inserções diárias na programação global; e tantos outros amigos de verdade que estiveram conosco e ajudaram para que a realização do teste do pezinho se aproximasse hoje da totalidade de nascidos vivos. Orgulhosamente guardo os inúmeros telegramas a mim enviados pelo gabinete da Presidência da República em nome do presidente em exercício à época, senhor Fernando Henrique Cardoso.

Quero deixar bem claro que essa aparente divagação tem como propósito demonstrar que cada um de nós, independentemente da área de atuação, pode colaborar, e muito, com o bem-estar do ser humano. É uma questão de consciência e humanização.

Pois bem, as doenças da tireoide não se limitam a déficits funcionais. Os nódulos da tireoide são motivos frequentes de investigação médica, em razão da possibilidade de malignidade, e, ainda que mais de 90% desses nódulos não sejam malignos, a pesquisa deve ir à exaustão.

Tanto disfunções quanto alterações anatômicas na maioria das vezes permitem o controle ou cura, sendo que boa parte das complicações pode ser evitada, ou seja, ao mesmo tempo em que se pergunta ao médico como estão as coisas com o colesterol, glicemia, ácido úrico, PSA (teste do antígeno prostático), pressão arterial sistêmica, andropausa ou menopausa etc., deve-se perguntar também a quantas anda a tireoide. É melhor respeitá-la. Lembre-se de que um simples nódulo na região anterior do pescoço, não perceptível à palpação, pode ser uma neoplasia (tumor) benigna ou maligna, e alterações simples dos níveis hormonais tireoidianos podem levar a depressão, irregularidade menstrual, ganho de peso, queda de cabelos, infertilidade, frigidez sexual, impotência. Agora, sim, é ou não é terrorismo puro?

Capítulo 2

O que é a tireoide, onde está, para que serve e como funciona

Conforme explicado no capítulo anterior, a tireoide é um órgão localizado no pescoço, na parte anterior à traqueia. Ela é responsável pelo metabolismo basal. Este, por sua vez, não se resume à quantidade de calorias que o organismo gasta em determinado período, como comumente divulgado nas revistas que versam sobre assuntos relacionados a beleza, mas sim, e principalmente, responde pelo nível de normalidade de todas as funções celulares do organismo, como, por exemplo, das células da hipófise, que são responsáveis pela produção de hormônio do crescimento. Este tem sua produção diminuída quando os níveis de hormônio da tireoide estão baixos; por outro lado, a hiperfunção da tireoide pode levar a um aumento da frequência na contração da musculatura dos intestinos, levando à diarreia. Utilizando outra maneira para explicar a função do hormônio tireoidiano: imaginemos que o nosso corpo, em dado momento, necessite de determinada velocidade nas funções orgânicas, seja nas células produtoras de hormônio do crescimento, nas células da musculatura intestinal, nas células do cérebro, ou em qualquer outro órgão ou sistema – a falta do hormônio tireoidiano levará à lentidão na ação dessas células, e seu excesso provocará o contrário.

Para produzir os hormônios T3 e T4 (assim são chamados os dois hormônios tireoidianos) a tireoide necessita, além do seu bom funcionamento, da presença do elemento químico iodo. A falta do iodo faz com que o organismo lance mão de recursos para maior captação desse elemento a partir da dieta. Com isso, ocorre um aumento do número de células da tireoide e, consequentemente, do tamanho do órgão, na tentativa de prover o organismo dos necessários hormônios tireoidianos, e, dependendo do grau de escassez do iodo na dieta, a tireoide pode assumir grandes volumes, que se projetam a partir da região anterior do pescoço, causando desconforto clínico e social ao portador. Nas regiões mais continentais, distantes do litoral e do iodo marítimo, a ocorrência de grandes volumes tireoidianos era bastante frequente, o que levou as autoridades a criar mecanismos que elevassem a ingestão de iodo pela população. No mundo inteiro passou-se a adicionar iodo no sal de cozinha e no óleo de uso culinário, o que fez com que em momentos diferentes essa condição se tornasse menos frequente na maioria dos países. No Brasil, foi em 1942 que o então presidente, Getúlio Vargas, decretou a lei da obrigatoriedade da iodação do sal, que só passou a ser respeitada de fato a partir da década de 1980.

O principal sensor que acusa a necessidade orgânica do hormônio tireoidiano é a hipófise. Essa pequena glândula, do tamanho de um grão de feijão, localizada na base do cérebro, é que, de acordo com as necessidades, estimula a tireoide – através do TSH (hormônio estimulante da tireoide) – a produzir o T3 e o T4. Estes, por sua vez, arrefecem a produção de TSH.

Os níveis são ajustados de maneira contínua. Assim, quando o padrão dos hormônios tireoidianos diminui no consumo fisiológico, ainda que discretamente, o TSH sutilmente se eleva e estimula a tireoide a produzir hormônio.

Por outro lado, quando o organismo demanda grande consumo de T3 e T4, como numa situação de estresse cirúrgico ou infeccioso, a hipófise estimula a tireoide a aumentar sua produção hormonal, pois nessas situações o organismo necessita de muito mais hormônios tireoidianos, para que haja um aumento de velocidade na ação de células de vários setores orgânicos.

De maneira inversa, quando há uma grande quantidade circulante de hormônio tireoidiano, além das necessidades fisiológicas, a hipófise fica suprimida para a liberação do TSH, e, se as quantidades de T3 e/ou T4 forem extremamente altas, os níveis de TSH podem ficar quase imperceptíveis. Isso pode acontecer em razão do uso inadvertido de hormônios tireoidianos (algumas pessoas equivocadamente ingerem altas doses de hormônio tireoidiano para emagrecer) e nos casos de super-reposição, naqueles pacientes com **hipo**tireoidismo; essa condição pode se apresentar também no **hiper**tireoidismo, devido a algum distúrbio na própria tireoide, na hipófise ou, ainda, no hipotálamo (região do cérebro que exerce estímulo tônico – algo parecido com estímulo fixo sobre a hipófise).

Resumindo: se o eixo hipotálamo-hipófise-tireoide estiver intacto, sempre que faltar hormônio da tireoide no organismo, o nível de TSH aumentará, e o inverso é verdadeiro.

Capítulo 3

A agressão do sistema imunológico à tireoide é a principal causa de hipotireoidismo

Costumo afirmar que quando saltamos fora do útero da mamãe, lá pelos nove meses de gestação, já estamos prontos, e, se deu tudo certo, não nos faltará nada, a não ser crescer e aparecer. Nossas células aumentarão em número e tamanho, o relacionamento entre elas se tornará mais complexo, e passaremos a nos relacionar com o meio ambiente. O tempo passará, e, se tudo continuar correndo bem, chegaremos à vida adulta com aproximadamente 75 trilhões de células. Cada sistema em nosso corpo, por meio dos órgãos, assume suas funções logo de cara; assim, respiramos, meio atrapalhados, é verdade, não andamos ainda, e demora alguns meses para enxergarmos com nitidez. Porém, alguns sistemas começam a funcionar com precisão, primeiramente, entre eles, o eixo hipotálamo-hipófise-tireoide e nosso sistema imunológico. Todos se aprimoram com o tempo, e o sistema imunológico acompanha tudo com atenção e cuidado de guardião; sabe exatamente o que é nosso, conhece detalhes de nossas células com tal exatidão que, se por algum motivo alguma delas modificar minimamente seu comportamento e/ou estrutura, já será o suficiente para o nosso sistema de policiamento noticiar a alteração. É mesmo fantástica a capacidade que o sistema imunológico tem de reconhecer o que é próprio (nosso) e não próprio (estranho). É o caso, por exemplo, do grau de rejeição que ocorre nos transplantes de órgãos, mesmo quando o doador é um parente próximo, situação que é resolvida com o uso de imunossupressores. Por outro lado, não sabemos com exatidão o motivo, em um determinado momento de nossa vida pode ocorrer um erro interpretativo por parte do sistema imunológico, e este passa a reconhecer como estranho um órgão do próprio organismo, surgindo então a chamada doença auto-imune. Qualquer órgão de nosso corpo pode ser vítima dessa confusão, e existem dados que demonstram que 20% a 30% da população mundial apresenta algum tipo de doença autoimune. Porém, sem dúvida, o que vem sendo alardeado nos congressos médicos das várias especialidades é a incidência* e prevalência** incrivelmente altas da doença de Hashimoto (esse nome é uma referência a quem primeiro descreveu a moléstia resultante da agressão da glândula tireoidiana pelo próprio sistema imunológico do indivíduo), a doença auto-imune da tireoide, que em alguns estudos alcança prevalência entre 6% e 14% da população geral, sendo de 5 a 6 vezes mais frequente nas mulheres que nos homens – e em dez anos perto de 90% dos portadores desenvolverão o hipotireoidismo manifesto, tema discutido no capítulo 5.

Em uma incidência dez vezes menor em relação ao hipotireoidismo, temos o sistema imunológico agredindo a tireoide de uma forma diferente, não exatamente destrutiva, mas estimulando de maneira não fisiológica a glândula, a ponto de haver uma superprodução de hormônios da tireoide e provocando, assim, o hipertireoidismo manifesto, tema discutido no capítulo 7.

Os principais marcadores dessa doença autoimune que leva ao hipotireoidismo são os chamados auto-anticorpos contra a tireoide, sendo que os dois principais são: anticorpo anti-tireoperoxidase e anticorpo anti-tireoglobulina.

É provável que a exposição ao imprescindível iodo esteja proporcionalmente relacionada às doenças auto-imunes da tireoide, pois as localidades com suficiência de iodo apresentam as mais altas incidências e prevalências de doença auto-imune da tireoide, o que em parte justifica o grande número de diagnósticos na população geral, já que o acesso a produtos com iodação induzida deixou de ser essencialmente privilégio das nações desenvolvidas e já figura em bom espectro nas nações em desenvolvimento. O iodo, ou especialmente o seu excesso, faria com que a sua concentração no organismo ultrapassasse, pelo menos em algum nível, a capacidade de eliminação desse elemento químico no organismo, em órgãos que o abrigariam por um tempo maior que o habitual, até que fosse restabelecido o controle da concentração sanguínea desse íon. Porém, esse contato íntimo provocado pelo excesso, ainda que não duradouro, especialmente entre o iodo e o tecido imunológico, estabeleceria a antipatia do sistema imunológico ao iodo, e, já que é a tireoide o principal sítio de armazenamento desse elemento, ela é que receberá a força da antipatia do sistema imunológico, estabelecendo o início do processo de destruição da glândula. Uma outra hipótese é a de que a maior produção dos precursores dos hormônios tireoidianos induzida pelo iodo também desperte o sistema imunológico para agredir a glândula.

Um outro questionamento que já é feito há 40 anos está relacionado ao efeito lesivo à tireoide provocado pelo flúor. O flúor é um elemento químico que pertence à mesma classe do iodo – é um halógeno –, já tendo sido utilizado no tratamento do hipertireoidismo, quando não existiam as drogas atuais. O flúor contido nos cremes dentais, por exercer eminentemente ação local, é pouco "incriminado" pelos pesquisadores, mas parece que a forma fluorada adicionada aos depósitos de água de milhares de cidades pode estabelecer um efeito deletério direto à tireoide. Segundo alguns autores, algumas pessoas sensíveis podem desenvolver hipotireoidismo transitório quando se hospedam por período razoável de tempo em cidades com grande implementação de flúor na água. Ainda que seja possível uma agressão mediada pelo sistema imunológico, a ação do flúor na tireoide parece ser exercida diretamente.

Substâncias contidas em herbicidas, inseticidas e fungicidas há muito tempo vêm sendo acusadas de patrocinar desequilíbrio no sistema de policiamento orgânico praticado pelo sistema imunológico, não só provocando doenças auto-imunes, mas também favorecendo o aparecimento de câncer.

As parasitoses intestinais criam transtornos de pouca importância em organismos saudáveis, porém, existem evidências de que o estímulo ao sistema imunológico na produção de anticorpos contra determinados parasitas pode promover o desequilíbrio em favor das doenças auto-imunes. Nessa mesma tônica, justifica-se a possível relação com viroses aparentemente simples, mas que, pelos mesmos motivos descritos anteriormente, incitariam a guarda imunológica ao desequilíbrio, sendo provável que outros agentes infecciosos estimulem a mesma situação.

O estresse é considerado um dos grandes vilões das doenças cardiovasculares. Existe um consenso, corroborado por estudos clínicos, de que o estresse causa a liberação de substâncias que provocam a ocorrência de fenômenos vasculares, os quais aumentam a probabilidade de instalação da arteriosclerose, processo este que é um depósito fibrogorduroso abaixo da parede do vaso sanguíneo.

Tais substâncias favorecem ainda a ocorrência de lesões agudas nas paredes dos vasos suprajacentes ao comprometimento arteriosclerótico, e o organismo responde no local da lesão com o evento inicial de reparo a qualquer dano vascular, iniciando um processo de coagulação local, na tentativa de bloquear o processo lesivo. Porém, nesse caso, as coisas desandam para o lado inverso – o processo de coagulação dentro de um vaso já estreitado pode bloquear completamente o fluxo sanguíneo no local, e toda área que depender do sangue movimentado por esse vaso padecerá com a falta de sangue e, consequentemente, sofrerá infarto, podendo levar a pessoa ao óbito. É por isso que se ouve falar com tanta frequência que o estresse mata; nada mais verdadeiro. Além disso, é aceito também que o estresse pode, através dessas mesmas substâncias, provocar transtornos no sistema imunológico e facilitar a ocorrência de doenças auto-imunes, incluindo a tireoidite, não sendo incomum o início de doença auto-imune da tireoide após um grande transtorno emocional.

A doença de Hashimoto ocorre numa frequência 5 a 6 vezes maior na mulher do que no homem, com picos de incidência relacionados a uma grande variação hormonal, tal qual ocorre na puberdade, no pós-parto e no climatério, o que sugere que os hormônios sintéticos utilizados como anticoncepcionais desde a década de 1960 podem estar envolvidos na gênese desses fenômenos imunológicos, gerando essa doença auto-imune.

Porém, é importante que se diga que o grande *frisson* causado pelo número incrivelmente alto de diagnósticos de doenças da tireoide tem muita relação com a capacidade laboratorial de dar diagnóstico, e pode não estar havendo propriamente um aumento na incidência real dessas doenças; ou seja, é possível que já tivéssemos de longa data um número próximo deste que consideramos atualmente, mas não tínhamos como saber, pois não possuíamos dosagens hormonais e pesquisa de auto-imunidade universalmente acessível, sendo provável que algum ou alguns de nossos avós, bisavós, e sequências acima, ou dos lados, tenham sofrido com consequências de doenças da tireoide sem sequer terem tido a oportunidade do tratamento. Não é difícil imaginar esses nossos ascendentes catalogados como esclerosados, preguiçosos, de mal com a vida, inférteis e tudo o que pode se relacionar com doenças de tireoide, sem qualquer possibilidade quanto ao diagnóstico e tratamento.

Por via de regra, essa agressão à tireoide é um equívoco do sistema imunológico mantido e sustentado. No caso da agressão imunológica que evolui com destruição da estrutura da tireoide, lenta, porém irreversível, em 90% dos casos ela leva a déficit funcional da tireoide em um período de dez anos. Todavia, veremos mais adiante que existem processos de agressão auto-imune da tireoide que, diferentemente da doença de Hashimoto, são autolimitados e se resolvem em períodos variáveis de tempo, sendo um exemplo clássico a tireoidite pós-parto, que se resolve espontaneamente em 80% a 90% das vezes (discutiremos essa doença em um capítulo específico).

Ressalte-se que a auto-agressão não é privilégio da tireoide; fique anotado que doenças reumáticas, vitiligo, diabetes tipo 1 são exemplos clássicos da participação de equívocos imunológicos em doenças bastante conhecidas.

---

* Incidência é o número de casos novos de uma doença em uma população, em um determinado período de tempo.

** Prevalência é o numero total de casos de uma doença presente em determinada população (casos novos e antigos).

Capítulo 4

Outras causas de hipotireoidismo

A falta absoluta ou relativa de hormônio tireoidiano define hipotireoidismo – se não existe nada de hormônio na circulação, a falta é absoluta, porém, se há concentração parcial do hormônio na corrente sanguínea, dizemos que a falta é relativa. Se nascermos sem a tireoide ou parte dela, ou se a tireoide existe, mas por motivos vários não funciona já ao nascimento, teremos o chamado hipotireoidismo congênito, causa importante de deficiência mental, tema que será abordado no capítulo 6.

O uso de cloridrato de amiodarona (indicado para tratamento de algumas arritmias cardíacas) pode levar tanto ao hipo quanto ao hipertireoidismo, embora o primeiro seja mais frequente. A presença de 39% de iodo por peso de amiodarona provoca sobrecarga desse metal no organismo de pessoas que usam regularmente essa medicação, já que a dose habitual diária de amiodarona é de 200 mg. Para complicar, a amiodarona é armazenada no tecido gorduroso, o que mantém os níveis de iodo altos por até seis meses após a suspensão do medicamento. Uma explicação simples para esse fenômeno é que o iodo, em grandes concentrações dentro da tireoide, forma agregados que a maquinaria da tireoide é incapaz de utilizar, criando fome em meio à fartura, e, como resultado final, no período em que houver esse excesso de iodo não haverá produção a contento de hormônio tireoidiano. O tratamento nesse caso consiste na suspensão da amiodarona, se possível, e na reposição do hormônio por algum tempo. Se for necessária a manutenção da amiodarona, a reposição hormonal ficará mantida. Em alguns casos troca-se a amiodarona por outro antiarrítmico, ou realiza-se um procedimento chamado ablação (retirada).

O lítio, utilizado no tratamento da depressão, é causa comum de desordem da função tireoidiana, possivelmente por transtornar a maquinaria das células tireoidianas na produção de seus hormônios. Se não for possível sua retirada como agente terapêutico, haverá a necessidade da reposição hormonal.

Outras drogas podem transtornar, ainda que transitoriamente, a função da tireoide, como a cortisona (usada, entre outras indicações, no tratamento da asma) e a dopamina (que é utilizada de maneira extensa em pacientes em estado grave internados na UTI), por diminuir a liberação do TSH (hormônio estimulante da tireoide – ver capítulo 2) a partir da hipófise. O flúor adicionado aos depósitos de água de várias comunidades, especialmente nos países desenvolvidos, exerce, em indivíduos sensíveis, perturbação no funcionamento da tireoide, aparentemente provocando nela efeito tóxico direto.

Outra causa comum de hipotireoidismo é a retirada cirúrgica da glândula. A cirurgia é frequentemente realizada em razão da suspeita ou certeza de câncer. Grandes bócios (aumento do volume glandular, que pode ter várias origens e será visto em capítulo específico) podem ser retirados por motivos estéticos ou para resolver problemas mecânicos causados pelo seu grande volume (como dificuldade para engolir e até para respirar). Algumas cirurgias são realizadas para retirar bócios que não respeitam o eixo fisiológico e apresentam produção autônoma de hormônios (a causa pode ser imunológica – esse assunto será visto em outro capítulo), causando hipertireoidismo; porém, nesses casos, se o bócio não for muito volumoso, o tratamento mais indicado é a radioiodoterapia, que também é causa de hipotireoidismo, pois o que se faz, na verdade, nesse tratamento é entregar à tireoide um cavalo de Tróia, pois sabemos que a tireoide é o único órgão do corpo capaz de captar com avidez o iodo circulante, e, se entregamos à circulação iodo envenenado, é justamente a tireoide que vai captar tal veneno, podendo ser destruída totalmente, dependendo da dose de iodo radioativo administrado.

Conforme explicado no capítulo 2, a grande comandante fisiológica da tireoide é a hipófise, que, por sua vez, recebe o estímulo tônico de uma região chamada hipotálamo, localizada logo acima da hipófise. Pois bem, qualquer lesão importante em uma dessas duas regiões, seja congênita, seja adquirida, pode causar hipotireoidismo, que nesses casos é chamado de hipotireoidismo secundário (quando resulta de lesão na hipófise) ou terciário (decorrente de lesão no hipotálamo), ficando reservado o termo hipotireoidismo primário para os casos em que a glândula tireoidiana é atingida diretamente (que é o que ocorre em 98% dos casos de hipotireoidismo).

Uma causa bastante incomum de hipotireoidismo é uma síndrome denominada Síndrome de Resistência aos Hormônios Tireoidianos, que se manifesta quando determinado indivíduo nasce com o perfil genético de expressar indiferença aos hormônios da tireoide por todo o organismo – é a tal história da fome em meio à fartura –; essa doença, além de rara, é de difícil tratamento, devendo ser tratada pelo especialista.

Apesar dessas possibilidades, a causa mais comum de hipotireoidismo é mesmo a doença de Hashimoto, descrita no capítulo 3.

Capítulo 5

Todos os transtornos que o hipotireoidismo pode causar

A investigação do hipotireoidismo não deve e não pode esperar pela suspeita, assim, ainda que sob a mínima suposição, deve-se perseguir o diagnóstico. A queda nos níveis normais dos hormônios tireoidianos faz com que decresça a capacidade funcional de todas as nossas células, pois, quanto menor a quantidade de hormônios tireoidianos, tanto maior é o déficit funcional para cada tipo celular no nosso organismo. Como vimos nos capítulos anteriores, a principal causa de hipotireoidismo é a doença auto-imune da tireoide, condição que destrói a capacidade de funcionamento da tireoide de maneira lenta; ainda que ela possa ser destruída em meses, normalmente demora anos para que a agressão leve a uma expressão clínica grave. É evidente que, nas situações em que a glândula está ausente por retirada cirúrgica, destruição radioativa ou ausência congênita, se não houver a reposição imediata, o hipotireoidismo se expressará com gravidade em pouquíssimo tempo.

Existe uma distinção clínica dentro do hipotireoidismo que tende à extinção, e, sinceramente, acho que já passou da hora de eliminarmos tal divisão. Trata-se desta classificação: hipotireoidismo subclínico e hipotireoidismo clínico.

Estariam enquadrados no hipotireoidismo subclínico aqueles pacientes com pouca ou nenhuma manifestação clínica de hipotireoidismo, mas com evidências laboratoriais de déficit funcional da tireoide. Porém, é preciso observar que nesses pacientes, quando investigados em detalhes, raramente não se encontra alguma queixa sutil que se relacione ao hipotireoidismo em suas fases iniciais. Além disso, menos de 5% desses pacientes terão o retorno da função tireoidiana à normalidade; o restante evoluirá para hipotireoidismo clinicamente importante. Eu sempre questiono: por que "pagar pra ver", se baixas doses de hormônio tireoidiano que corrigem esse déficit discreto não ocasionam problema algum, mesmo a quem não demonstre qualquer comprometimento em sua tireoide?

Já o hipotireoidismo clínico seria a associação de queixas relacionadas ao hipotireoidismo com alterações mais pronunciadas nos exames laboratoriais. À observação de um clínico astuto, essa divisão desafia a lógica de uma medicina resolutiva, é algo como esperar a explosão para consertar o vazamento de gás.

Existe, pois, uma lógica na expressão clínica do hipotireoidismo conforme o decréscimo hormonal vai se estabelecendo. Porém, inicialmente podemos admitir o chavão de que o hipotireoidismo é mesmo o grande imitador: todas as apresentações clínicas no início da doença podem pertencer a outra patologia. Apresentaremos em subcapítulos todos os sistemas orgânicos e de que maneira o hipotireoidismo se apresenta em cada um desses sistemas. Propositadamente, deixaremos um capítulo à parte para falar da relação entre hipotireoidismo e obesidade. Você vai entender por que devemos sempre perguntar ao médico a quantas anda a nossa tireoide.

Bócio

Cabe aqui definir que bócio é um aumento no volume da tireoide, que pode ocorrer em várias situações. Na doença auto-imune da tireoide, o processo inflamatório gerado na auto-agressão da glândula tireoidiana pelo sistema imunológico pode provocar aumento no volume glandular, que ocorre em aproximadamente 40% dos casos; porém, no caso da doença auto-imune da tireoide, ele será circunstancial e reversível, já que, por via de regra, o processo inflamatório tende a destruir a glândula, com consequente atrofia.

A causa mais comum de bócio até há algumas décadas era a carência de iodo, de prevalência acentuada nas regiões interioranas distantes do iodo marítimo.

De fato, a falta de iodo no organismo faz com que a tireoide aumente o número de células e consequentemente o seu volume, na tentativa de captar qualquer raro iodo que passe pela proximidade da glândula – daí o bócio. Nesse caso, conhecido como bócio endêmico, ou, mais popularmente, como "papo".

Tal condição hoje em nosso país é bem mais rara, pois na década de 80 foi iniciado o cumprimento da lei sancionada na década de 50, que passou a obrigar as indústrias a acrescentarem iodo ao sal. Assim, somente após esse processo de iodação é que o sal pode ser comercializado.

Nódulo único ou vários nódulos podem surgir na tireoide, fazendo com que o volume global tireoidiano ultrapasse os limites da normalidade, sendo essas possibilidades causas comuns de bócio.

Outra causa bastante comum de bócio é a doença auto-imune da tireoide que leva ao hipertireoidismo, tema que será visto no capítulo 9.

Sistema nervoso central

Seja qual for a carência a que determinado organismo esteja submetido, o sistema nervoso central é sempre motivo para que esse organismo lance mão de uma série de recursos na tentativa de fornecer substrato ao tecido nervoso, a fim de que este não sofra com tal falta. Temos defesas montadas para quedas dos níveis de pressão arterial, quedas dos níveis de glicose e também para oscilações dos níveis hormonais.

Quando os níveis dos hormônios da tireoide estão extremamente baixos, o sistema nervoso central pode estar tão lento em sua velocidade metabólica, que simples tarefas diárias que necessitam de memorização podem estar comprometidas, como ir à geladeira buscar determinado alimento e, ao chegar no refrigerador, ter que estabelecer quase uma prece, observando o interior frio do aparelho, para lembrar o motivo da caminhada até a cozinha. Recados a serem dados, notícias da televisão ou do jornal, contas para pagar e também aquelas a receber podem causar transtornos, inclusive na conta bancária. A capacidade de criação pode estar completamente ausente no mais talentoso escritor, programador, músico, publicitário. A falta de discernimento pode estar impedindo um médico, advogado, psicólogo ou professor de exercer sua profissão. A incapacidade de coordenação motora e a fraqueza muscular podem ser tão importantes a ponto de proibir o motorista, dentista, cirurgião, pedreiro, marceneiro ou encanador de defender sua sobrevivência. O arrefecimento motor pode ser tão intenso que até a fala pode estar embargada, de tal maneira que o indivíduo acometido pode se ver impossibilitado de se comunicar verbalmente. Andar pode ser impossível, tal a perda da força muscular. A musculatura intestinal pode estar tão inerte que a constipação intestinal pode ser grave, passando-se semanas sem que esse indivíduo consiga evacuar.

Ainda no contexto em que existe uma inter-relação mais íntima com o sistema nervoso central, encontramos nessa situação extrema uma grande sensibilidade ao frio, sendo que, no paciente em um estágio pré-óbito desse acometimento, a temperatura corporal é um fator limitante à sobrevida, fazendo-se necessário o uso de cobertores térmicos na unidade de terapia intensiva a fim de patrocinar uma temperatura ótima ao funcionamento orgânico. A velocidade dos movimentos respiratórios está lenta, a frequência cardíaca pode ficar tão baixa a ponto de tornar impossível a sobrevivência.

Pode parecer muito mais uma descrição de livro médico do que um quadro possível de ser visto em algum hospital, porém, tive a oportunidade de ver três casos com essa apresentação clínica severa. Em um dos casos, o paciente, de 62 anos, do sexo masculino, foi trazido pelo filho de uma localidade do interior paulista, próximo à divisa com o estado de Minas Gerais, onde era tratado por esclerose, mais exatamente demência senil. Apesar da necessidade de internação, três semanas depois, como se tivesse "ressuscitado", o paciente já perambulava pelos corredores do hospital, contente e solicitando a alta hospitalar, a qual lhe foi concedida. É fácil entender a confusão diagnóstica entre um hipotireoidismo no idoso e um quadro de demência senil. Há que se considerar que esse caso aconteceu há 15 anos, quando estávamos entrando na era da acessibilidade universal ao diagnóstico, e o local em que atendi o paciente era um hospital universitário, que tinha a obrigação da vanguarda investigativa, ou seja, outros profissionais em localidades distantes de grandes centros estavam, naquela época, meio que perdoados em tempos de tanta dificuldade de comunicação. Porém, nos dias de hoje, todo profissional médico tem a obrigação da atualização on-line para temas tão comuns na prática clínica, não cabendo perdão se tal ocorrência se desse nos dias de hoje. E a verdade é que estamos mesmo muito mais "plugados" quanto ao diagnóstico desses casos mais severos de hipotireoidismo.

Conforme citado anteriormente, quando existe carência o organismo protege o tecido nervoso, e no caso do hipotireoidismo o que ocorre é que, em meio à escassez, inicialmente faltam hormônios à pele, às unhas, aos cabelos e a outros órgãos em ordem crescente de importância com relação à sobrevivência; assim, quando o tecido nervoso vem a expressar algum sofrimento, seguramente outras alterações já são detectáveis em outros sistemas. Uma apresentação muito comum relaciona-se ao humor, podendo haver quadro de depressão, pânico ou euforia, associado a adinamia e indisposição, e isso pode ocorrer em consequência de oscilações nos níveis de substâncias produzidas nas regiões do cérebro responsáveis pela tradução interpretativa do bem-estar, sendo necessários níveis normais de hormônios tireoidianos para que essa região esteja em equilíbrio. Além disso, os pacientes com tendência a quadros psiquiátricos do tipo esquizofrenia podem ter o gatilho da doença apertado pela diminuição desses hormônios. Alterações na capacidade intelectual ocorrem de forma progressiva, desde ligeiros esquecimentos e lentidão variável no raciocínio até quadros graves o suficiente para serem confundidos com demência.

Pele, unhas e cabelos

Conforme referido, o organismo sabe que sem cabelos, com a pele e as unhas feias nós sobrevivemos, e por isso é nesses setores que se estabelecem os primeiros cortes no orçamento quando a escassez de alguma substância se estabelece. A pele de paciente com hipotireoidismo é seca, engrossada, pálida e fria; existe ainda a formação de placas córneas que podem se descolar, como que se esfarelando. A diminuição do fluxo sanguíneo para a pele associado à anemia que pode ocorrer no hipotireoidismo justifica a palidez. Por sua vez, a pele seca é resultado da diminuição do funcionamento de glândulas sudoríparas e sebáceas, que têm seu metabolismo arrefecido pela doença e diminuem a fabricação de seus produtos. Os folículos pilosos não escapam do corte de gastos; começam então as dificuldades na manutenção dos fios já existentes, que se tornam quebradiços e soltam-se de suas raízes com facilidade. Os novos fios, além dos defeitos citados, apresentam-se finos. A matriz ungueal também entra no clube dos não imprescindíveis e experimenta o corte do orçamento, tendo que estabelecer lentidão na fabricação das unhas, assim como diminuição na qualidade. Fato curioso é que as palmas das mãos e plantas dos pés podem tornar-se amareladas – resultado do acúmulo de carotenos, que são menos convertidos em vitamina A, como consequência do hipotireoidismo. Não me canso de alertar que a apresentação clínica é tão mais grave quanto mais severa é a falta de hormônios.

Sistemas cardiovascular e respiratório

Os pacientes com hipotireoidismo apresentam progressivamente diminuição na capacidade de bombeamento cardíaco, em razão da diminuição na frequência de batimentos e também na força de contração do músculo cardíaco. Adicionalmente, existe um aumento na resistência dos vasos periféricos, patrocinado em parte pela inércia da musculatura desses vasos, que pode resultar em hipertensão em 10% a 20% dos pacientes com hipotireoidismo, e que pode ser irreversível. Por favor, não esqueça que tudo isso pode ser evitado com o diagnóstico precoce.

A fraqueza da musculatura respiratória pode levar à dificuldade para respirar, assim como o aumento do volume da língua e dos músculos da faringe pode dificultar a entrada e saída de ar. O aumento de volume da língua e dos músculos da faringe não é privilégio desses órgãos, pois no hipotireoidismo avançado existe uma tendência a depósitos de uma substância amorfa difusamente no organismo, incluindo paredes de vasos sanguíneos, pele, pericárdio e pleura (membranas que revestem o coração e os pulmões, respectivamente), que em fases avançadas da doença patrocinam a expressão de face inchada, além do fato de a língua não caber na boca.

Infertilidade, aborto e distúrbios menstruais

Na vida de um endocrinologista, o convívio com as questões relacionadas a hormônios não deveria ter divisórias. Estamos sempre (ou pelo menos deveríamos) no topo do conhecimento quanto às questões hormonais, sejam hormônios da tireoide, do pâncreas, testículos, ovários, sejam hormônios da hipófise regendo a maioria dessas glândulas. Todos os aspectos relacionados a glândulas endócrinas nos dizem respeito, e é nossa obrigação o domínio do assunto. Porém, quando o assunto é hormônios sexuais e tudo o que se relaciona ao tema, existe uma colisão, ou, mais exatamente, o encontro de três especialidades com perfis diferentes de abordagem quanto à mesma questão. São elas: endocrinologia, urologia e ginecologia. Anoto ainda que isso não é uma ocorrência exclusiva da medicina brasileira, e não é exatamente uma concorrência ou criação de "lobby"; temos visões diferentes do mesmo quadro. Os livros não separam substancialmente as especialidades, mas a filosofia profissional de cada especialidade nos afasta uns dos outros. O ginecologista e o urologista têm uma visão além da clínica, que é a constante necessidade do intervencionismo cirúrgico; isso os faz resolutivos onde o clínico não é capacitado e traz a falsa impressão de que a clínica surge naturalmente a partir de observações cirúrgicas. O inverso é verdadeiro; nós, clínicos, pela necessidade do *update* na ponta da língua, por vezes nos sentimos soberanos e inquisidores, sugerindo um ou outro procedimento como a melhor solução.

A infertilidade passa, na verdade, por todos os prismas de observação;

pode estar relacionada, no homem, a vários fatores anatômicos, como varicocele, testículos avariados por processos infecciosos ou auto-imunes, entre outros, porém, não é desprezível a ocorrência de destemperos hormonais que desestabilizam a maquinaria testicular na produção dos espermatozóides, incluído aí o hipotireoidismo. Porém, apesar de lógico, os estudos mostram que não parece ser o hipotireoidismo causa de defeito na produção de espermatozóides. Mas um homem com hipotireoidismo pode ter a libido e a capacidade de ereção comprometidas, o que, somado ao fato de que sua produção testicular de espermatozóides pode estar algo arrefecida, justificaria sua infertilidade em razão dessa doença. Conforme afirmado anteriormente, não é necessário que o organismo esteja todo comprometido para pesquisarmos a doença da tireoide; tampouco é necessário que a alteração hormonal seja severa para justificar a infertilidade.

Se os estudos não são conclusivos quanto à infertilidade masculina e sua relação com a doença funcional da tireoide, no caso da infertilidade feminina a relação já é muito bem estabelecida, sendo que ela é causa não só de infertilidade como também dos mais variados distúrbios menstruais, desde discretos atrasos dos ciclos até grandes períodos sem menstruação. Sangramentos menstruais extemporâneos e frequentes também são comuns. No item infertilidade, o hipotireoidismo é a causa mais desprezada quando se procuram culpados. Pequenos transtornos nos níveis hormonais tireoidianos são capazes de desestabilizar a maquinaria ovariana, e o esperado óvulo daquele mês pode não vir, assim como a ovulação de muitos meses seguintes; porém, realizando-se exames da função tireoidiana descobre-se quem estaria comprometendo a burocrática sequência de eventos que culminam com a liberação do óvulo. Mesmo mínimas alterações laboratoriais, que até pouco tempo atrás provocavam discussões – se deveriam ser tratadas ou não –, são causas claras de infertilidade. Existe mesmo a possibilidade, bem antes de os níveis laboratoriais sugerirem descompasso tireoidiano, de que as coisas lá por dentro já estejam confusas, não sendo incomum, após tentativas frustradas de gravidez, surgirem os primeiros sinais laboratoriais de fraqueza tireoidiana, o que sugere a relação causal entre um hipotireoidismo ainda não diagnosticado laboratorialmente e a infertilidade.

Uma outra situação muito comum associada ao hipotireoidismo é a ocorrência de aborto. Alterações extremamente discretas nos níveis hormonais são responsáveis por aborto espontâneo. Mesmo dentro da variação da normalidade laboratorial para os hormônios da tireoide, vários estudos demonstram que durante a gravidez os valores hormonais seguros são diferentes daqueles que se apresentam fora do processo gestacional. Ou seja, se existe história de aborto espontâneo, mesmo que os níveis de hormônio da tireoide estejam aparentemente dentro do normal, é bem inteligente questionar sobre essa faixa de segurança dos hormônios tireoidianos, e evitar desapontamentos. Questione seu médico, pergunte sobre esses estudos, em especial de um grupo italiano, que adota o nível do hormônio estimulante da tireoide em outro patamar para pacientes gestantes, estabelecendo um número significantemente menor de abortos, bem como de infertilidade. Não é descaso do médico aceitar como normal o que é tido como de fato normal do ponto de vista estatístico; estudos científicos só são aceitos pela medicina quando passam por uma série de crivos, entre estes, os serviços de grandes universidades, que às vezes encontram-se entretidas em dezenas de pesquisas, não sendo incomum algumas verdades custarem a ganhar o cotidiano dos consultórios médicos. Se a decisão pela gravidez vier lá pelos 30 anos, e se forem gastos 10 ou 15 anos pra descobrir a causa da mulher não engravidar, estar com idade entre 40 e 45 anos pode fazer com que esse objetivo se torne muito mais difícil de ser alcançado.

Conforme visto no capítulo 2, o TSH é o grande comandante das funções tireoidianas; discretíssima elevação dos seus níveis mostra indiretamente, porém com precisão, que a tireoide está com dificuldades na produção de seus hormônios. Em outras palavras, quanto mais alto o TSH, pior é a situação funcional da tireoide. São os níveis de TSH os mais observados com relação também a infertilidade e abortos, apesar de que a maioria dos ensaios laboratoriais traz como limite superior da normalidade valores entre 4,0 e 6,0 mU/ml; os grupos que sugerem valores diferentes a fim de se evitar infertilidade e aborto ditam níveis que estão entre 2,5 e 3,0 mU/ml. Eu admito esses valores quando lido com situações de infertilidade ou gestação.

Desenvolvimento infantil e o hipotireoidismo

O hipotireoidismo na infância leva especialmente a transtornos no crescimento, pois é sabido que a liberação e ação do hormônio do crescimento têm a participação do hormônio tireoidiano. Mesmo deficiência discreta nos hormônios tireoidianos leva a tais transtornos, o que torna imprescindível a pesquisa de hipotireoidismo em casos de déficit de crescimento.

Puberdade precoce pode ocorrer, embora raramente, em casos de hipotireoidismo grave, pois o TSH se assemelha às chamadas gonadotrofinas (FSH e LH), hormônios que são produzidos pela hipófise após a puberdade para estimular ovários (nas mulheres) e testículos (nos homens) a fabricar os hormônios sexuais. Esse TSH em níveis extremamente altos, como os encontrados no caso do hipotireoidismo grave, pode, pela semelhança com as gonadotrofinas, induzir a puberdade precoce. Porém, o mais comum é que o hipotireoidismo provoque a puberdade tardia, por retardar a velocidade das células que se relacionam com o amadurecimento puberal.

Além do déficit de crescimento, todos os outros adendos de hipotireoidismo podem ocorrer na infância, com destaque para a lentidão de raciocínio, que pode ser indicadora da deficiência tireoidiana em crianças em fase escolar.

Déficit intelectual em nossos filhos

Denver, Estados Unidos, junho de 2001. A cidade que é parada obrigatória para quem busca os Alpes de Aspen era para mim, em um primeiro momento, a referência de tudo o que uma cidade deveria ser – quanto ao respeito aos deficientes físicos, transporte público, urbanização, tudo exatamente como eu faria se tivesse que construir uma cidade. Essa impressão etérea inicial foi abalada quando percebi bairros completamente separados pela cor da pele, campos de golfe com horários distintos para negros e brancos, enfim, constatei a existência de uma desumanidade "institucionalizada", coisa que nem o mais catedrático dos historiadores me fará um dia entender. Mas, além do contraste filosófico interpretativo da localidade, a crítica não era a razão do meu encontro com essa bela cidade.

O motivo que me levara a Denver era honroso, pois da labuta desenvolvida na Faculdade de Medicina da Universidade de São Paulo, nas pesquisas que desenvolvia para a minha tese, parte das conclusões de meu estudo foi admitida pela comissão do *International Congress of Endocrine Society*, como de importância suficiente para ser exibida em uma apresentação oral.

Ainda que o destino me colocasse no âmago das sutilezas da tireoide, pois minha pesquisa era exclusivamente relacionada a ela, o que eu viria a saber naquele congresso modificaria radicalmente o que pensava quanto a tratar ou não déficits funcionais discretos da tireoide. Por tantas vezes eu havia visto, em congressos e simpósios, os grandes mestres da endocrinologia do Brasil e do mundo discutindo prós e contras (alguns conseguiam ver pontos negativos) de tratar o tal déficit discreto da tireoide. Naquele ano, naquele congresso, um estudo extenso foi apresentado, e era conclusivo: mães que por algum motivo atravessavam a gravidez com déficits discretos da tireoide sem tratamento geravam crianças normais sob todos os aspectos anatômicos e cognitivos; porém, essas crianças, quando reavaliadas entre os 7 e 9 anos, apresentavam coeficientes de inteligência significativamente menores quando comparadas com crianças de mães que haviam atravessado a gravidez sem qualquer déficit quantitativo dos hormônios tireoidianos.

É por isso – abortos, infertilidade, irregularidades menstruais, alteração da libido e tudo aquilo que pode estar disfarçado como variante do normal – que eu investigo sempre à exaustão a função tireoidiana. Muitas vezes, situações que para a maioria dos olhares parecem perfeitamente inocentes, numa abordagem mais incisiva revelam mistérios, e resolvem-se sem estardalhaço problemas de hoje, de amanhã e de décadas à frente.

Capítulo 6

O teste do pezinho: seu filho ter ou não retardo mental pode depender desse teste

São muitas as doenças que podemos já possuir quando nascemos (doenças congênitas); algumas se denunciam logo ao nascimento, como boa parte das alterações no coração do recém-nascido. A comunicação interventricular, por exemplo, dependendo da gravidade, pode expressar-se por meio da cianose (cor azulada) da criança, resultado da grande circulação de sangue não oxigenado, e, em casos incompatíveis com a sobrevida, a cirurgia faz-se necessária. Porém, algumas doenças podem se instalar sem que nem mesmo o mais astuto profissional ligado à neonatologia possa ao menos desconfiar do diagnóstico no momento do nascimento. O hipotireoidismo congênito é dessas doenças que nos primeiros dias de vida raramente permitem alguma desconfiança. As causas mais comuns de hipotireoidismo congênito são a chamada agenesia (ausência anatômica total) ou a disgenesia (ausência parcial) da tireoide, porém, é possível que esta esteja anatomicamente perfeita, mas suas células carreguem algum defeito relacionado à produção de hormônios – chamamos isso de disormonogênese. De qualquer forma, ter hipotireoidismo congênito é nascer sem nenhuma ou quase nenhuma produção dos hormônios tireoidianos, condição que gerará problemas tão mais graves quanto menor for a concentração dos hormônios tireoidianos. O hipotireoidismo congênito é a causa – evitável – mais comum de retardo mental.

Os primeiros três meses são cruciais para que o sistema nervoso chegue ao estágio de equilíbrio ideal entre as suas células e forneça as condições ideais ao desenvolvimento da inteligência. Os hormônios tireoidianos são imprescindíveis nesse processo; sua falta vai impedir que esse equilíbrio seja alcançado, e com isso o estabelecimento da capacidade intelectual, como articulação e interpretação de ideias, é bastante comprometido; tanto mais alterado será esse quadro quanto mais faltar hormônio da tireoide. Em outras palavras: quanto menos hormônio tireoidiano nesses primeiros meses, maior o déficit mental em um futuro próximo ou longínquo. Tristes pais. Frustrados nós, profissionais de saúde, por não termos recursos que modifiquem o curso da doença. Infelizes tais crianças, que se estabelecerão em uma sociedade que não conseguirá recebê-las com plenitude, tais serão os limites que o déficit mental irá impor. Só existe uma medida que resolve tudo, tudo mesmo, nessa situação: a prevenção, ou mais precisamente o diagnóstico precoce, ao nascimento. Se fornecermos a esses bebês os hormônios tireoidianos logo ao nascimento ou até seis semanas após o parto, nenhum déficit se estabelecerá, nenhuma tristeza ou frustração fará parte da vida ou dos relacionamentos dessas crianças. A resposta a tudo se chama *teste do pezinho*.

O teste do pezinho foi utilizado pela primeira vez como método de varredura diagnóstica de hipotireoidismo em recém-nascidos em 1974, no Canadá. No Brasil, foi legalmente instituído em 1984, pelo saudoso e competente senhor Franco Montoro, à época governador do estado de São Paulo, que tornou obrigatória a realização do teste em todos os nascidos vivos em São Paulo a partir da sanção da lei. A obrigatoriedade do teste ainda se estendia à pesquisa de outra doença congênita extremamente grave se não diagnosticada precocemente: a fenilcetonúria. Alguns anos depois, com o advento do Estatuto da Criança e do Adolescente, a obrigatoriedade legal do teste do pezinho ganhou âmbito nacional, mas, evidentemente, em um país de juventude democrática como é o nosso, não criar mecanismos que fiscalizem o cumprimento de leis, muito mais do que descuido pela coisa pública, é também crer que o fluxo de atenção deve ter vários pólos, incluindo o próprio povo.

O teste do pezinho é feito entre o primeiro e o quinto dia pós-parto, e, ainda que alguns imaginem que o teste seja uma impressão com tinta feita em papel, algo como a digital em um documento, na verdade o teste é feito a partir de gotas de sangue colhidas do pezinho do bebê em papel de filtro, por meio das quais podemos diagnosticar dezenas de doenças. Mas nenhum outro diagnóstico pode modificar tanto o futuro de uma criança quanto o de hipotireoidismo congênito. Dado o diagnóstico e iniciado o tratamento em até seis semanas após o nascimento, a vida da criança trilhará o caminho da normalidade.

A incidência de hipotireoidismo congênito é de 1 a cada 3.000 nascidos vivos, e, para poupá-lo de utilizar a ala matemática de seu cérebro, informo que, se nenhum nascido vivo no Brasil fizesse o teste do pezinho, teríamos em média 1.000 crianças com hipotireoidismo não diagnosticado em nosso país por ano, e automaticamente todas essas crianças teriam o retardo mental decretado em três meses de vida. O que se tinha no ano de 2001 era aproximadamente a metade dessa conta, em que cada estado contribuía com seu empenho para a estatística. São Paulo se aproximava dos 100% na cobertura de nascidos vivos, enquanto outros estados se aproximavam da estupidez. O destino me colocou de frente para essas estatísticas, e um carrossel de coincidências me tornou o porta-voz de uma campanha que visava a orientar o povo brasileiro quanto à necessidade do teste do pezinho. A "Campanha de Conscientização da Importância do Teste do Pezinho" me colocou ao lado de muita gente boa – citei alguns nomes no primeiro capítulo deste livro –, ao mesmo tempo em que me fez inimigo de tantos outros que nunca estarão citados em nenhum capítulo de minha vida, muito menos em meus livros. A sorte teve participação nesse projeto contra todas as lógicas, pois à frente do Ministério da Saúde à época estava José Serra, que, como é de conhecimento público, não é médico, porém, foi o único ministro da Saúde capaz de tomar atitudes que trariam à saúde pública brasileira resultados positivos colhidos em curto e médio prazos, e, com certeza, em longo prazo ainda estaremos colhendo frutos de sua sapiência e competência administrativas. Uma dessas atitudes incluía um aumento no valor destinado à cobertura do teste do pezinho, e, além disso, estendia essa cobertura para mais duas doenças, a anemia falciforme e a mucoviscidose. Esse novo estado de coisas, ainda que silenciosamente, estabeleceu um novo *status quo* nacional no quesito teste do pezinho – nós nos aproximamos de 100% na cobertura de nascidos vivos.

Nessa história, não perdi sequer um amigo, isso não se justificaria; apenas reconheci alguns que não mereceriam meu convívio. Anonimamente, por outro lado, quanta tristeza evitamos.

O tratamento de todas as formas de hipotireoidismo se faz por meio da reposição com hormônio sintético, sendo que hoje o mais recomendado, a partir dos estudos desenvolvidos com esse tipo de hormônio, é a levotiroxina, o LT4. As doses são variáveis e, por via de regra, visam a manter os níveis de TSH abaixo de 3 mU/ml e/ou os níveis de hormônios tireoidianos dentro de uma faixa ótima. Encerro este capítulo com o chavão de nossa campanha: **"TESTE DO PEZINHO: TODO BEBÊ TEM QUE PASSAR POR ESTE TESTE".**

Capítulo 7

A agressão do sistema imunológico à tireoide é a principal causa de hipertireoidismo

Quando deparamos com a expressão *agressão imunológica,* é bastante razoável que a associemos com a ideia de destruição, ainda mais que já sabemos que a principal causa de hipotireoidismo é a agressão da glândula tireoidiana pelo sistema imunológico. Mas é bom que fique claro que a principal causa de hipertireoidismo, ou seja, exatamente o inverso de hipotireoidismo, é também a agressão imunológica da glândula tireoidiana, porém, de uma forma bem diferente do que ocorre no caminho do hipotireoidismo. Lembremos que a tireoide é fisiologicamente gerida pelo TSH liberado pela hipófise, controle exercido com total precisão.

Esse TSH é recebido nas células tireoidianas por receptores localizados na superfície dessas células, específicos para o TSH, e por isso mesmo eles são denominados receptores de TSH. Na principal causa de hipertireoidismo, o sistema imunológico cria um anticorpo que é semelhante ao TSH, e por isso ele é recebido como tal pelos receptores de TSH. Ou seja, o sistema imunológico cria um falsário capaz de estimular a glândula tireoidiana a fazer hormônios sem que haja a participação do verdadeiro TSH. Através do estímulo desse falso TSH, a tireoide passa a produzir quantidades absurdamente altas de hormônios, sem obedecer a nenhum critério fisiológico, e tanto mais produz quanto mais falso TSH é produzido pelo sistema imunológico. Esse falso TSH faz mais do que estimular a produção de hormônios tireoidianos, ele faz aumentar também o número de células da tireoide, o que leva, na maioria das vezes, à ocorrência de bócio.

O processo auto-imune pode estimular glóbulos brancos a produzir uma substância espessa na região atrás dos olhos, fato que, aliado a outras alterações, pode levar à protrusão (deslocamento) de um ou de ambos os globos oculares, o que é conhecido como exoftalmo. Essa agressão do sistema imunológico à tireoide que resulta em hipertireoidismo é conhecida como doença de Graves, mais uma homenagem da medicina a quem compilou pela primeira vez ou pelo menos tornou públicos dados relativos a um processo no organismo que se define como doença. Não sabemos as causas que deflagram esse processo auto-imune, mas, com certeza, em um bom percentual assemelham-se àquelas que geram a doença auto-imune que leva ao hipotireoidismo.

Capítulo 8

Outras causas de hipertireoidismo

Às vezes podem ocorrer nódulos na tireoide com tecido tireoidiano completamente normal, só se distinguindo do restante da glândula pela desobediência fisiológica. Esses grupos de células passam a produzir hormônios sem a menor obediência às ordens da hipófise; denominamos tais nódulos de autônomos. Esses nódulos jamais serão obedientes, e vai ser paliativa qualquer atitude que tomemos com relação a eles que não seja a sua remoção. Ou seja, podemos ministrar medicações que farão com que tais nódulos diminuam a produção hormonal até os níveis da normalidade, porém, se a medicação for suspensa, eles voltarão a produzir altos níveis de hormônio tireoidiano e o hipertireoidismo retornará. O tratamento, nesse caso, sempre que possível, é cirúrgico, com retirada dos nódulos; de outra forma, pode-se eliminá-los por meio de iodo radioativo.

Quanto ao tratamento com iodo radioativo, lembremos que a tireoide é o único órgão do corpo que capta o iodo e é capaz de armazená-lo; pois bem, se o nosso desobediente nódulo está num ritmo alucinante de fabricação de hormônios tireoidianos, ao darmos iodo radioativo para o indivíduo portador da disfunção, o nódulo irá captar quase todo o iodo envenenado que administramos, levando à rápida destruição desse agitador do equilíbrio hormonal tireoidiano. Às vezes, em um grande bócio, surgem alguns nódulos com autonomia; nessa situação, por vezes preferimos a indicação cirúrgica, se o volume do bócio for muito grande. Concluindo: quando há um ou mais nódulos autônomos da tireoide, a regra é eliminá-los se não houver contra-indicação.

Sintomatologia coincidente com hipertireoidismo verdadeiro pode resultar da administração inadvertida de hormônios tireoidianos, ou porque algum médico os prescreveu equivocadamente junto com outras medicações para emagrecimento, ou porque o próprio paciente, sabendo que em doses suprafisiológicas (acima do necessário) os hormônios tireoidianos levam ao emagrecimento, compra os tais hormônios, toma-os e, não raramente, comparece aos serviços de pronto-socorro com arritmias ou outros efeitos provocados pelas sobredoses dessas medicações. Esse contexto não é considerado exatamente como hipertireoidismo, e sim como tireotoxicose, e, nesse caso, totalmente evitável.

Capítulo 9

Todos os transtornos que o hipertireoidismo pode causar

Da mesma maneira que a falta dos hormônios da tireoide (hipotireoidismo) provoca alterações nos vários sistemas, o hipertireoidismo, cuja apresentação se aproxima do exatamente oposto, também afeta os sistemas orgânicos.

Uma forma peculiar de hipertireoidismo é aquela que pode ocorrer no idoso, na qual a apresentação clínica é infeliz e interessantemente desprovida de sinais ou sintomatologia que a uma primeira observação façam pensar em hipertireoidismo, exceto pela perda de peso, que por sua vez também pode ser resultado de tantas outras patologias. O paciente torna-se apático, desinteressado, de olhar distante e vazio, e dá respostas curtas, sugerindo um quadro depressivo grave, ou mesmo o início da doença de Alzheimer. Às vezes, ainda, a alteração comportamental é tão importante que dirige os familiares a um psiquiatra, que pode enquadrar o paciente em alguma síndrome característica – e ele correrá o risco de receber tratamento específico para uma síndrome resultante de uma outra patologia. O nome dessa apresentação de hipertireoidismo no idoso é "hipertireoidismo apatético".

Sistema nervoso central

Se no hipotireoidismo o sistema nervoso pode ser poupado por algum tempo do déficit hormonal, no hipertireoidismo o excesso de hormônios habitualmente leva a manifestações precoces no sistema nervoso central. A insônia é uma ocorrência comum, tal o nível de excitação ao qual o cérebro é submetido, em razão dos altos níveis de hormônio tireoidiano; toda a rede elétrica cerebral é estimulada, porém, os períodos de excitação são intercalados por fadiga intensa, sem, contudo, haver sono repousante.

Em qualquer momento da evolução da doença pode haver quadros de alteração de comportamento, sugerindo patologia psiquiátrica específica do tipo depressão ou pânico, porém, raramente ocorrem sem outros sintomas do hipertireoidismo. O paciente também pode se apresentar excitado, nervoso, algo desarticulado com as ideias, mas pode estar extremamente dinâmico, com o poder de concentração comprometido.

A excitação central aumenta de tal maneira os impulsos nervosos que a excitabilidade pode atingir o sistema de produção de adrenalina nas supra-renais (glândulas que se encontram sobre os rins e, entre outras produções hormonais, fabricam adrenalina), a qual, por sua vez, associada à excitabilidade das inervações de músculos por todo o corpo, pode gerar tremores nas extremidades, diarreia (evacuações frequentes) e taquicardia (aumento da frequência cardíaca), que também é desencadeada pela maior temperatura a que o corpo é submetido.

Pele, unhas e cabelos

A pele se apresenta quente e úmida, e as queixas de calor exagerado são bastante comuns, resultado da grande quantidade de hormônio tireoidiano circulante, que provoca hiperatividade em todas as células do organismo, elevando o perfil metabólico global e a temperatura. As unhas podem ter sua curvatura externa invertida, com descolamento das porções medianas da matriz ungueal, resultado também desse destempero hormonal tireoidiano, porém, não há uma explicação definitiva para o fato. Os cabelos se tornam finos e oleosos e pode haver queda difusa.

Sistemas cardiovascular e respiratório

A manifestação cardiovascular mais comum é a taquicardia, resultado de um conjunto de alterações que ocorrem no hipertireoidismo, explicado no item "sistema nervoso central". Porém, pode ocorrer fibrilação atrial, que é uma arritmia na qual partes do músculo cardíaco se contraem independentemente. Menos da metade dos pacientes que expressam esse tipo de arritmia volta ao normal após tratamento do hipertireoidismo. Por conseguinte, o problema é maior naqueles que não recuperam o ritmo normal, pois, em altas frequências, essa arritmia pode ser extremamente grave, o que torna obrigatório o acompanhamento de um cardiologista, mesmo após a solução do hipertireoidismo.

A frequência respiratória se mostra aumentada, resultado de um maior consumo de oxigênio e também de uma hiperexcitação no centro respiratório do cérebro. Quando a isso se associa alteração comportamental do tipo pânico, a frequência respiratória pode elevar-se de tal maneira que um quadro de hiperventilação pode se instalar, gerando uma retirada exagerada de ácido carbônico do organismo, deixando o meio orgânico alcalinizado; porém, quanto mais alcalino fica o organismo, mais o cálcio circulante entra nas células, o que chamamos de hipocalcemia (baixo nível de cálcio no sangue) por alcalose respiratória (alcalinização provocada pela hiperventilação). O problema é que essa situação pode ser angustiante, iniciando-se com um formigamento em volta dos lábios, seguido de contrações involuntárias da musculatura da face e das mãos, os dedos se sobrepõem uns aos outros, e há uma sensação de morte iminente. É bem verdade que o quadro é facilmente resolvido com um tranquilizante, porém, pode deixar traumas.

Infertilidade, aborto e distúrbios menstruais

Todos os transtornos experimentados no hipotireoidismo podem ocorrer também no caso do hipertireoidismo, todavia, por vias distintas. No hipertireoidismo, o alvoroço causado pela enorme quantidade de hormônio tireoidiano desorganiza de tal maneira a maquinaria ovariana de produção hormonal, que complica os ciclos menstruais e torna difícil a ovulação, mas não a cessa, devendo-se orientar a paciente com hipertireoidismo a manter a metodologia anticoncepcional, sem qualquer alteração. Qualquer mudança no ciclo é possível, ainda que seja mais comum um longo período sem menstruação. O aborto é outra possibilidade, porém, pelo fato de o quadro clínico do hipertireoidismo ser mais rico, raramente a paciente deixa de procurar tratamento para suas queixas.

Gravidez e hipertireoidismo

Se uma mulher engravida na vigência de hipertireoidismo por doença auto-imune (doença de Graves) ou nódulo(s) autônomo(s), é possível, sem nenhuma grande mágica, o tratamento sem muitos riscos para a mãe e seu filho, porém, torna-se necessário também o acompanhamento do especialista. Passada a gravidez, decide-se pelo tratamento definitivo, ou não, com iodo radioativo ou cirurgia – ou, ainda, pela manutenção do tratamento farmacológico (ver tratamento de hipertireoidismo).

A doença ocular e o hipertireoidismo

Já vou adiantando que, se existe associação entre hipertireoidismo e doença ocular, é certo que a doença da tireoide é auto-imune, pois é o processo auto-imune que provoca a produção de uma substância amorfa, retroorbitária, e associado a outros fatores pode fazer com que o globo ocular, unilateral ou bilateralmente, fique saltado. Em regra, tal ocorrência é autolimitada, mas casos de complicações graves dessas oftalmopatias não são tão raros. Por isso, é bom ficar muito atento a tal ocorrência. Quando a protrusão (deslocamento) ocular é exagerada, ao dormir o indivíduo não consegue fechar completamente as pálpebras, o que pode provocar ulceração de córnea e cegueira, sendo importante a orientação por parte do médico sobre a realização de compressas nos olhos comprometidos, todas as noites, a fim de evitar a complicação. Às vezes a oftalmopatia não regride; nessa situação, um oftalmologista é imprescindível.

O tratamento do hipertireoidismo

O tratamento farmacológico do hipertireoidismo é feito quase que exclusivamente com um de dois fármacos (substâncias químicas usadas como medicamento), o propiltiouracil ou o metimazol, cada um possuindo prós e contras no seu uso. O propiltiouracil, por exemplo, é preferível durante a gravidez, por atravessar menos a barreira placentária e, com isso, interferindo menos na função tireoidiana do bebê, função esta que se inicia entre a décima oitava e a vigésima semana de gestação. Quanto ao metimazol, existe a possibilidade, ainda que remota, de que venha a causar agenesia de pele no bebê (a criança nasceria sem pele). Porém, o propiltiouracil deve ser utilizado em várias tomadas diárias, habitualmente a cada oito horas, enquanto o metimazol pode ser administrado em tomada única diária.

De qualquer maneira, o tratamento farmacológico é empregado com intenções diferentes, dependendo da causa do hipertireoidismo. O hipertireoidismo causado por nódulo(s) autônomo(s) pode ser controlado pelos fármacos, pelo tempo que se determinar, porém, em nenhuma hipótese esse hipertireoidismo será resolvido definitivamente. Em outras palavras, o portador de hipertireoidismo jamais alcançará a cura com medicamentos. Nesse caso, o único tratamento curativo é a eliminação dos nódulos autônomos, por meio de iodo radioativo ou cirurgia, conforme citado anteriormente.

No caso do hipertireoidismo originado por doença auto-imune (doença de Graves), estudos sugerem que a cura ocorreria entre 30% e 40% dos casos, com ou sem o tratamento farmacológico; porém, sem o tratamento, a grave sintomatologia poderia ser insuportável, podendo culminar com parada cardiorrespiratória por arritmia, acidentes patrocinados por alterações comportamentais, entre outras complicações que podem levar ao óbito. Enfim, a medicação é utilizada para que o organismo suporte aguardar o tempo no qual o sistema imunológico arrefecerá o estímulo à produção de hormônios. Olhando por outro prisma, além de ser impossível predizer quem vai fazer parte do grupo no qual a doença entrará em remissão, muitos desses candidatos à cura não chegariam a usufruir o bem-estar da normalidade, pois sucumbiriam às alterações que a doença lhes imporia, sem contar sequelas que a falta de tratamento causaria – como fibrilação atrial, lesões de córnea causadas por uma agressão imunológica no olho, entre outras. Além disso, temos os 60% a 70% que nunca obteriam a cura.

Concluindo, o que fazemos em relação ao hipertireoidismo da doença de Graves é tratar a todos, inicialmente, com medicamentos orais, durante um período variável – o qual, para a maioria dos centros médicos, vai de 18 a 24 meses –, e, em não havendo remissão da doença (compensação), parte-se para o tratamento definitivo, com iodo radioativo ou cirurgia, pois sabemos que após esse prazo a chance de cura da doença é mínima.

A pergunta que resta ao leigo é a seguinte: se o tratamento com iodo radioativo ou por meio de cirurgia é definitivo, por que aguardar 18 a 24 meses, utilizando medicações orais, para depois resolver de fato o problema da maioria, se poderíamos resolver no início a totalidade? A questão é que naqueles 30% a 40% nós teremos de fato a cura, ou seja, para esses pacientes não haverá a necessidade do uso de medicações. Por outro lado, quando decidimos pelo tratamento com iodo radioativo ou cirurgia, a probabilidade de evolução para hipotireoidismo é muito grande, ainda que a chance de cura para o hipertireoidismo por doença de Graves chegue próximo dos 100%. É quase como trocar de doenças. Porém, o hipotireoidismo requer um tratamento com um hormônio que o nosso organismo deveria produzir, assim, não existe a possibilidade de rejeição a esse hormônio, nem ocorre qualquer outro tipo de transtorno, justificando tal tratamento naqueles casos que não evoluíram para a cura com o tratamento farmacológico. Entretanto, se fizermos o tratamento com iodo radioativo ou cirurgia logo que definimos o diagnóstico de hipertireoidismo por doença de Graves, subtraímos a chance de cura com o uso de medicamentos orais de 30% a 40% de pacientes portadores desse tipo de hipertireoidismo.

O tratamento do hipertireoidismo da doença de Graves na gravidez e na infância

Se uma paciente portadora de hipertireoidismo por doença de Graves pretende engravidar, a remissão da doença após o uso de medicamentos orais ou o tratamento definitivo com cirurgia ou iodo radioativo deve preceder a gravidez, a qual deve ser evitada por pelo menos quatro meses após o tratamento. Mas, se por algum motivo o planejamento não fez parte da vida de uma gestante que se encontrava em tratamento para hipertireoidismo por doença de Graves, ou, ainda, se a doença surgiu durante o processo gestacional, alguns cuidados devem ser tomados ao exagero.

Deve-se sempre utilizar a droga antitireoidiana na dose mínima necessária para manter os níveis de hormônio tireoidiano dentro de patamares aceitáveis, e para isso as visitas ao médico devem ser frequentes. Nesse caso, é altamente recomendável que, além do obstetra, o endocrinologista também faça parte do acompanhamento médico, tal a necessidade de precisão no tratamento. Esse mesmo cuidado deve ser tomado no período de amamentação. Agindo assim, parece que os riscos para o bebê, dentro ou fora do útero, são pequenos. O medicamento chamado propiltiouracil parece ser a melhor alternativa nas duas situações, gravidez e amamentação, pois atravessa a barreira placentária em um percentual pequeno e alcança concentrações mais baixas no leite materno que no caso da principal medicação alternativa. Se o hipertireoidismo por doença de Graves for grave o suficiente para dificultar ao extremo o tratamento farmacológico, a cirurgia para resolução definitiva deve ser feita no segundo trimestre da gravidez.

Lembremos que o hipertireoidismo por nódulo(s) autônomo(s) pode ser tratado pelo tempo que se julgar necessário com medicamentos antitireoidianos do tipo propiltiouracil ou metimazol, como, por exemplo, durante a gravidez. Uma vez encerrado o processo gestacional ou terminada qualquer situação que tenha obrigado o tratamento com agentes antitireoidianos, deve-se proceder ao tratamento definitivo, dado o fato de que a chance de cura inexiste sem o procedimento cirúrgico ou com iodo radioativo.

A conduta ideal em crianças com hipertireoidismo por doença de Graves está longe de um consenso. Em teoria, o iodo radioativo deveria ser evitado em um organismo em fase de crescimento, porém, existem estudos que demonstram o uso de iodo radioativo em crianças com ótimos resultados e sem nenhum tipo de complicação. Já houve a sugestão de que o melhor tratamento seria o definitivo, com cirurgia, tão logo houvesse o diagnóstico. Atualmente, admite-se que em crianças deve-se aguardar bem mais que os 18 a 24 meses do protocolo farmacológico, pois haveria uma chance maior de remissão da doença, mesmo ultrapassado o prazo limite para o adulto. Penso que, no caso da rara ocorrência de hipertireoidismo na infância, cada endocrinologista deva obedecer à sua experiência pessoal, conquistando a confiança de familiares e do próprio paciente e, com isso, um melhor resultado terapêutico.

Capítulo 10

Processos inflamatórios autolimitados da tireoide

Pelo menos uma doença da tireoide é totalmente autolimitada, de resolução natural: a chamada tireoidite subaguda. Esse processo passa pela tireoide como um furacão – trata-se de um quadro inflamatório de provável origem viral, causando dor terrível na região anterior do pescoço, que por via de regra irradia-se para um dos ângulos auriculares. Às vezes existe grande confusão diagnóstica com otite média (dor de ouvido) e/ou faringite. Febre e dores no corpo, sintomas típicos de um quadro viral, são bastante comuns. O quadro de dor resolve-se como num passe de mágica quando é utilizado um antiinflamatório, porém, o processo de agressão à tireoide resulta em grande liberação de hormônios tireoidianos, fato que provoca um quadro agudo de hipertireoidismo, o qual, na verdade, por não ser resultante de um processo sustentável de produção hormonal, nesse caso, é denominado de tireotoxicose. Esse *boom* de hormônios tireoidianos provoca elevação da temperatura, taquicardia, insônia, tremores e todos os sintomas do hipertireoidismo. Se nesse momento for colhida amostra sanguínea, será verificada a elevação do nível dos hormônios tireoidianos, e, se não for levantada a hipótese de tireoidite subaguda, o paciente pode iniciar um tratamento equivocado de hipertireoidismo, até que alguém suspeite do erro diagnóstico.

Naturalmente, esse processo se resolve em um período variável, que em geral é de seis meses, e classicamente é dividido em três fases: uma primeira, de tireotoxicose, uma segunda, de hipotireoidismo, e uma terceira, de recuperação.

A fase de hipotireoidismo é decorrente da perda de uma grande quantidade de hormônios no momento inicial da inflamação; essa liberação hormonal pode ser tão grande que a tireoide pode atravessar um período de semanas quase sem nenhum hormônio para entregar ao organismo.

A fase de recuperação é o momento em que a tireoide começa a ter capacidade de produção suficiente para iniciar o processo de reequilíbrio dos níveis de hormônios tireoidianos no organismo. Todo esse processo, ainda que autolimitado, deveria ser acompanhado por um especialista.

A tireoidite pós-parto se apresenta como um quadro de tireoidite auto-imune, com sinais de evolução para o hipotireoidismo, e com queixas clínicas que podem ser leves para justificar variações importantes nos níveis hormonais, em uma paciente que tenha dado à luz até há 12 meses.

Afora essa relação temporal, tudo faz pensar em tireoidite de Hashimoto. A diferença é que, na tireoidite de Hashimoto, quando existe a evolução para hipotireoidismo, este é, na maioria das vezes, definitivo, enquanto na tireoidite pós-parto a evolução para o hipotireoidismo é transitória. Não foram raras as vezes em que deparei com mulheres há alguns anos em tratamento para hipotireoidismo e, em uma investigação mais detalhada, percebi que o tratamento poderia estar sendo desnecessário, pois o diagnóstico dado anos atrás havia sido de hipotireoidismo por doença de Hashimoto, mas o que a paciente podia ter apresentado era tireoidite pós-parto.

Nos casos em que eu estava certo na desconfiança, a retirada da medicação encontrou uma tireoide completamente competente na fabricação de seus hormônios, sem nenhuma deficiência diagnosticada. Por tudo o que foi exposto, é importante anotar que diagnóstico de hipotireoidismo, em um período de até 12 meses após o parto, deve fazer pensar em tireoidite pós-parto, ainda que não seja tão raro desenvolver hipotireoidismo definitivo após a gravidez.

Capítulo 11

Tratando o hipotireoidismo e não os exames laboratoriais

Diversos trabalhos da literatura médica orientam sobre a possibilidade de a tireoide, antes de expressar laboratorialmente qualquer deficiência ou levantar suspeita, apresentar liberação hormonal comprometida subliminar aos diagnósticos laboratoriais convencionais. Mas mesmo esse discreto déficit, não detectável ainda pelos nossos atuais exames, já seria suficiente para causar transtornos.

O uso de hormônio tireoidiano foi capaz de corrigir alguns transtornos compatíveis com hipotireoidismo em pacientes com níveis laboratoriais de hormônios tireoidianos normais. Clínicos que aplicaram a máxima "a clínica é sempre soberana" obtiveram resultados alentadores no tratamento de depressão, distúrbios menstruais, infertilidade, queda de cabelos, hipercolesterolemia, sendo que cada uma dessas alterações se apresentava junto com outros sintomas de hipotireoidismo. Assim sendo, aquilo tudo referido no capítulo 2 não fica eliminado, mas perde o status de única verdade.

Pelo bem da coerência, devo dizer que em muitos pacientes nos quais investiguei hipotireoidismo, na tentativa de justificar depressão, infertilidade, hipercolesterolemia ou queda de cabelos, a pesquisa resultou totalmente negativa – porém, vislumbrei que no decorrer dos meses os pacientes passaram a evidenciar paulatinamente alterações laboratoriais de hipotireoidismo, solucionando assim o dilema. Tive a virtude de perseguir a possibilidade diagnóstica por meses, ou anos, não deixando que a suspeita arrefecesse. Dessa forma, resolvi os dramas clínicos de muitos pacientes.

Passei, de maneira prudente, a valorizar os sintomas do paciente, mesmo quando os exames laboratoriais se apresentam completamente normais; todavia, esgoto a pesquisa sobre qualquer outra possibilidade, em nível laboratorial, que justifique o diagnóstico. E, em caso de suspeita de hipotireoidismo, é possível que façamos o chamado teste terapêutico, sem colocar o paciente sob o mínimo risco, pois aquele eixo hipófise-tireoide descrito no capítulo 2 pode não estar permitindo precisão ao exame laboratorial no sentido de nos confirmar o diagnóstico, mas a relação entre a hipófise e a tireoide está íntegra.

Pois bem, se o organismo solicita, por exemplo, 100 microgramas (mcg) de hormônio tireoidiano por dia, e ainda que a tireoide seja capaz de produzir toda essa quantidade, o fato de administrarmos 50 mcg de hormônio em meio a esse estreito controle apenas fará com que a tireoide diminua sua produção em 50 mcg; entretanto, se essa tireoide não estava sendo capaz de produzir os teóricos 100 mcg do organismo em questão, mas conseguia, por exemplo, fazer 92 mcg/dia, quando dermos os 50 mcg, a tireoide deixará de fazer 42 mcg e fará 50 mcg. Ou seja, não haverá mais aquele discreto déficit de 8 mcg de hormônio, corrigindo-se os transtornos que essa pequena diferença pudesse estar causando.

Assim, conclui-se que, se o paciente não precisar, não estará sofrendo com o uso da medicação, mas, se estiver, a solução estará estabelecida. Com esse procedimento, aguarda-se e observa-se a resposta clínica. Isso é o que se chama teste terapêutico, que nesse caso é extremamente seguro – porém, deve ser levado ao conhecimento do paciente que a conduta está sendo tomada sob hipóteses.

Capítulo 12

Iodo: companheiro ou inimigo da tireoide?

É muito provável que a evolução da capacidade de diagnosticar no meio médico, especialmente nos últimos dez anos, seja a melhor explicação para o grande número de casos de hipotireoidismo por doença de Hashimoto que se assenta em nossa população. Contudo, isso não invalida o posicionamento atual de apontar a maior concentração de iodo no sal de cozinha, entre os anos de 1998 e 2003, como co-patrocinadora dessa alta frequência de diagnósticos de doenças auto-imunes da tireoide encontrada atualmente. Já é sabido que regiões com suficiência de iodo são as que apresentam maior frequência de doença de Hashimoto, o que coincide com a lógica de interpretação segundo a qual o que não é notado, em regra, não é pretendido ou preterido; por outro lado, uma vez que passa a ser visualizado, incita uma ou outra conduta.

O iodo é imprescindível para o bom funcionamento da tireoide, havendo uma necessidade mínima que é, em média, de 150 microgramas por dia em adultos. Essa quantidade varia de acordo com a faixa etária, conforme a tabela a seguir, da revista Thyroid International 2003.

Tabela 5. Conseqüências funcionais da deficiência branda de iodo na Bélgica

Faixas etárias	Ingestão de iodo recomendada (μg/dia) OMS et al. 2001[10] Ac. de Ciências dos EUA[78]	Concentração urinária de iodo recomendada (μg/l)	Concentração urinária de iodo real (μg/l)	Conseqüências funcionais
Mulheres gestantes e lactantes	200	200-300	<100 em 90% dos casos	Aumento do estímulo tiroidiano. Bócio. Prevenção das anomalias por suplementação de iodo. Teor de iodo no leite materno: 98 ± 5 μg/l (Média ± SEM) Normal: 140-180 μg/l
Adultos	150	100-200	51-60	Elevada captação tiroidiana de iodo radioativo. Aumento de risco da irradiação tiroidiana em caso de acidente nuclear
Adolescentes	150	100-200	30-50	Bócio "puberal"
Crianças (6-12 anos)	120	100-200	55-80	Bócio (por US, método Delange et al. 1997[55]) 3,9-7,7% (18,4% em meninas de 12 anos).
Bebês (6-36 meses)	90	180-220	101 <200 em 81% dos casos	Risco para o futuro desenvolvimento intelectual
Neonatos	90	150	48-86 <100 em 68% dos casos	Elevado TSH sérico e Tg no sangue do cordão umbilical. Hiperplasia da tiróide. Até recentemente, elevado TSH sérico e risco de hipotiroidismo neonatal transitório

Adaptado das referências [23,33-35,43,56,68,79-82]

De maneira objetiva, podemos dizer que o iodo é utilizado na tireoide para a produção de T3 e T4, que são os hormônios tireoidianos; se os níveis de iodo sanguíneo caírem a níveis críticos, haverá diminuição na produção desses hormônios. Já vimos no capítulo 2 que, quando caem os níveis dos hormônios da tireoide, o TSH se eleva e provoca uma série de incentivos a fim de aumentar a produção de hormônios tireoidianos. Entretanto, o TSH muito alto provoca o aumento no número de células da tireoide, o que leva ao bócio. No caso da falta de iodo em grandes regiões, os bócios ocorrem em tal frequência que são denominados "bócios endêmicos".

Porém, a falta de iodo pode alcançar níveis que nem mesmo o volume exagerado que a glândula possa adquirir é capaz de suprir o organismo com as quantidades mínimas necessárias de hormônios para as atividades basais, sobrevindo então o hipotireoidismo, nesse caso tão mais grave quanto menos iodo disponível houver. Se tal carência extrema, capaz de proporcionar hipotireoidismo, atingir a criança na vida intra-uterina ou nas primeiras semanas de vida, pode ocorrer deficiência mental irreversível associada a nanismo, condição denominada cretinismo. Se a escassez ocorre em idades mais adiantadas da infância, a capacidade intelectual estará também comprometida, porém, a reversibilidade do quadro pode ocorrer com a readequação no aporte de iodo. Todas as outras probabilidades de sinais e sintomas relacionados ao hipotireoidismo podem ocorrer em qualquer que seja a faixa etária, inclusive dificuldade no crescimento.

Essa carência de iodo sempre foi um problema de todos os povos que vivem distantes do iodo marítimo, e não é tema ultrapassado nem mesmo nos países mais evoluídos. No ano de 2003, a revista *Thyroid International* publicou um estudo do doutor François M. Delange (coordenador regional para a Europa do Conselho Internacional para Controle dos Distúrbios por Deficiência de Iodo), da Universidade de Bruxelas, na Bélgica, abordando "A deficiência de iodo na Europa no ano de 2002", com conclusão de que a situação naquele momento revelava progressos na tentativa de eliminação sustentada da deficiência de iodo, mas que a meta não havia sido alcançada. O autor defendia, ainda, que os programas de iodação do sal deveriam ser implementados sem preocupação indevida com possíveis efeitos colaterais do aumento da ingestão de iodo.

Com as poucas informações contidas no texto anterior, podemos agora falar um pouco das questões nacionais quanto ao iodo. No final da década de 1950 o Governo Federal efetivou ação no sentido de prover a população brasileira de aporte de iodo suficiente. Inicialmente responsabilidade federal, em 1971 foi transferida para a iniciativa privada, sendo estabelecida a relação de 10 microgramas de iodo por quilo de sal, e a fiscalização ficou a cargo dos estados. Em um país com tantas questões urgentes a resolver, essa militância estadual andou oscilante, mas no início da década de 1980 o Governo Federal assumiu atitudes que renderam ótima escalada para a solução do problema. Em 1994, a partir de um estudo que verificou deficiência de aporte de iodo na população, o Ministério da Saúde aumentou os níveis para 40 a 60 microgramas de iodo por quilo de sal, a serem obrigatoriamente adotados pela indústria salineira.

No ano de 1998, por resolução da Anvisa, de 40 a 60 microgramas de iodo por quilo de sal passou-se a admitir de 40 a 100 microgramas de iodo. Alguns estudos entre 2000 e 2003 apontaram que em mais de 80% de escolares investigados havia algum excesso de iodo, o que fez com que os níveis voltassem àqueles instituídos em 1994. Partindo desses dados, e com o conhecimento de que grande exposição ao iodo (e não só ao iodo) pode precipitar doença auto-imune da tireoide, pode-se considerar que esse possível excesso de iodo tenha sido a causa da elevação do número de casos da doença de Hashimoto em nossa população – evidentemente, naqueles pacientes suscetíveis geneticamente à doença auto-imune da tireoide –, ou seja, não seria a maior capacidade de dar diagnósticos que se tem, atualmente, que justificaria o grande número de casos da atualidade.

Discussão difícil, mas, no meu entendimento, e digo isso sempre, não existe nenhum investimento sem riscos. Qualquer que seja o modelo – administrativo, geográfico, histórico, social – de fornecimento de iodo, jamais será singular a cada indivíduo. Penso ainda que no caso caberia questionar se em nossos litorais, que em regra apresentam naturalmente maior subsídio de iodo, os níveis considerados ótimos na iodação do sal não passariam a ser excessivos em um organismo sem deficiência e indutores de doenças auto-imunes da tireoide.

Tais conclusões só o tempo nos dará, porém, o título do capítulo questiona sobre as intenções do iodo para com a tireoide, pois são comuns textos aludindo ao iodo como melhor amigo ou como pior inimigo da glândula. Penso que seja improvável que as doenças auto-imunes tenham dobrado ou triplicado, conforme algumas deduções, ainda que seja bem possível algum aumento no número de casos sob esse quesito. E, uma vez crendo que isso seja verdade, a população que vive próximo ao mar provavelmente sofre algum incremento quanto a tais alterações já há muito tempo.

Adicionalmente, sabemos que a incidência de carcinoma folicular de tireoide (que será visto no capítulo 14) é muito maior em regiões carentes de iodo.

Eu, que nasci na praia, na bela e querida cidade de Itanhaém, situada no litoral sul do estado de São Paulo, querendo ser politicamente correto, mas fiel às minhas reminiscências, não aceito o questionamento da amizade do iodo, e imagino que somente sobrecargas brutais, muito mais relacionadas a hábitos dietéticos, possam provocar a doença em pacientes suscetíveis.

Capítulo 13

A sua tireoide está fazendo você engordar?

Por mais subjetividade que o termo "beleza" possa admitir, existe um consenso básico em torno do que é estar contido no conceito de belo. Pelo prisma dos olhares da maioria dos povos contemporâneos, ser obeso não encontra relação positiva com a beleza. Nem mesmo os obesos, por mais resolutos que estejam quanto a continuarem gordos, se acham belos. Outros, ainda que matematicamente dentro de números pouco assustadores, aceitam as dobras de abdômen, as coxas flácidas, o biquíni proibido ao relacionamento com seu corpo. E nós, médicos, com nosso acadêmico conceito de saúde, exibimos tabelas que colocam tais indivíduos neste ou naquele grupo, que os posicionam quanto a este ou aquele risco de desenvolvimento de doença coronariana, e, pasmem, perto de 60% dos pacientes insatisfeitos com seu peso encontram-se na faixa do academicamente normal. Pobres 60%; em teoria, são pseudo-obesos, obesos ilegais ou alguma coisa parecida com falsidade ideológica. Além disso, e agora junto com os 40% obesos "legais", ouvem frequentemente que tudo é só questão de fechar a boca. Recebem informações de que medicamentos para emagrecer são extremamente danosos ao organismo, assemelham-se às chamadas drogas ilegais – o que agora coloca esses 60% na ilegalidade de fato.

A verdade sempre vai ser aquilo em que cada um acredita, e, enquanto essa verdade – por mais mentirosa que seja – não atrapalhar ninguém além do próprio inventor, tudo bem. A verdade absoluta é uma utopia; ainda que a estatística às vezes traga números irrefutáveis em favor dessa ou daquela conduta, desse ou daquele parâmetro matemático, nunca justificará a imposição desses números como regra de bem-estar incontestável. Somos uma mistura de desejos, conquistas e frustrações, e ninguém nega a participação do estresse como fator altamente complicador da longevidade. Nem só de exercícios e ioga vive o clube do antiestresse, vive também de realização pessoal, da conquista do moço ou da moça bonita e da satisfação de ser admirado por um bonito corpo ou rosto. É claro que a vida não é feita só disso, mas deve-se permitir a participação desses planos na busca do bem-estar às pessoas que por eles se interessem.

Com tal perfil de avaliação social instituído, não é à toa que tantas desculpas e justificativas sejam procuradas para solucionar o mistério do sobrepeso ou da obesidade, sendo que a relação entre disfunção tireoidiana e ganho de peso é sempre perseguida. Nenhum órgão é tão investigado quanto a tireoide como possível causador da obesidade, ao mesmo tempo em que é também o suspeito mais rapidamente liberado do quadro de investigação na procura dos culpados. Porém, no capítulo anterior muito se falou de perfis disfuncionais subliminares à pesquisa laboratorial de hipotireoidismo, e verdadeiramente acredito que muitos dos nossos pacientes obesos e com sobrepeso possam estar contidos nesse grupo, o que justificaria tanta inocência oficial em relação à tireoide quando pesquisamos as causas da obesidade.

Sabemos que 90% dos pacientes com hipertireoidismo aumentam muito a ingesta e ainda assim perdem peso. Por outro lado, na presença de hipotireoidismo manifesto, a probabilidade de ganho de peso mesmo com ingesta calórica moderada é muito grande, dado o arrefecimento do metabolismo de todas as células no organismo. É provável que um grande percentual de obesos tenha seu peso justificado nesse jogo entre a tireoide e o organismo.

A correção de erros crassos quanto à ingesta e a fuga do exagerado sedentarismo pode ser o suficiente para escaparmos da obesidade sem a necessidade de nenhuma elucubração. O controle de quadros de extrema ansiedade soluciona outros tantos casos. O uso judicioso de medicações específicas resolve outros dramas alimentares. Mas, por vezes, por trás de tudo isso, ou mesmo conjugado a tudo isso, déficits sutis da função tireoidiana subtraem a chance do resultado positivo e/ou do sucesso sustentado.

Precisamos ainda focar nossa atenção para além dessa conexão com a tireoide. A comuníssima e não menos desprezada relação entre o ganho de peso e a liberação dos hormônios ligados ao estresse crônico é, em minha opinião, a principal causa de obesidade; há dificuldade em seu tratamento e na sustentação de sucesso. Não deixaria de dissertar sobre causa tão clara de ganho de peso e também tão desprezada. Fato que me causa estranheza é a obscuridade na qual é deixado algo tão notório e que, enquanto não for encaixado como uma das prioridades no tratamento da obesidade, vai sempre provocar os pífios resultados encontrados na maioria das casuísticas.

Possuímos duas glândulas que se localizam na superfície superior dos rins, sendo por isso principalmente conhecidas como supra-renais. Essas glândulas produzem uma quantidade enorme de hormônios, porém, a relação das supra-renais com nuances envolvendo as reações de estresse de qualquer origem leva-as a produzir dois hormônios vitais à sobrevivência – sem eles, seríamos incapazes de nos manter vivos. Por outro lado, quando a solicitação a essa glândula é demasiadamente repetitiva ou constante, as reações destinadas à nossa proteção fazem sem querer um jogo duplo e perigoso para o organismo.

Uma situação de nervosismo agudo provoca no organismo a bem conhecida reação de fuga ou luta, vale dizer, o organismo lança mão de vários recursos que lhe darão capacidade de força imediata para preservar sua própria vida. O impacto da situação de perigo provoca ordens do cérebro às supra-renais (também conhecidas como adrenais) para a produção de adrenalina (para citarmos a substância mais conhecida), em concentração incrivelmente elevada, que faz com que o organismo apresente reações como: cessação imediata de fome, dilatação das pupilas, aumento da frequência cardíaca, aumento do consumo imediato de recursos armazenados (por exemplo, gordura), diminuição do fluxo sanguíneo na pele em favorecimento dos músculos (por isso ficamos pálidos nessas situações) e mais uma série de ações voltadas à capacitação do organismo para a fuga ou luta. Entretanto, esse mecanismo não é mantido por tempo indefinido; a partir de determinado ponto, começa a haver mecanismos compensatórios a essa situação de estresse, até em razão da necessidade de refazer reservas e arrefecer a excitação.

Se o motivo de tal resposta é para determinado organismo entendido como de importância fundamental e a situação ruim não é eliminada, as supra-renais mantêm uma produção basal (mínima) de adrenalina, com picos de produção dependentes das interações dessa pessoa com o meio, mas iniciam de maneira gradativa, porém crescente, a produção de outro hormônio, a que nós denominamos hormônio do estresse crônico: o cortisol. Muitos o conhecem por ser utilizado no tratamento da asma brônquica e outras complicações respiratórias, alérgicas e inflamatórias, mas nesse caso é sintetizado em laboratório e recebe o nome de cortisona, com pequeníssima diferença para o cortisol.

Ora, é de conhecimento básico o fato de que a cortisona engorda, e muito! Tratamentos longos com cortisona ou outros corticóides sintéticos (substâncias semelhantes ao cortisol), para asma brônquica, artrite reumatóide e outras tantas doenças, fazem com que o ganho de peso acabe por ser um problema tão grande quanto a doença que obrigou ao uso do medicamento. E a pergunta que deve estar em sua mente neste momento é: por quais vias o tal cortisol engorda?

Um dos caminhos nós já aprendemos no capítulo 4, no qual anotamos que a cortisona e seus similares provocam uma diminuição da secreção de TSH (hormônio estimulador da tireoide), e com isso a tireoide acaba por apresentar deficiência na produção de seus hormônios. E, dependendo da persistência do estresse, que pode ser de décadas, teremos imensa dificuldade no diagnóstico desse hipotireoidismo, pois encontraremos os hormônios da tireoide dentro da referência normal, porém, em seus limites inferiores, que solicitam elevação do TSH, o qual não se eleva, pois está bloqueado pelo cortisol. É como se fosse um hipotireoidismo secundário, mas que não ocorre por lesão da hipófise e sim por um bloqueio provocado por uma substância que foi gerada por uma situação que, dependendo da cronicidade, pode ser admitida pelo portador como normal.

O cortisol, por sua vez, participa diretamente de várias maneiras no aumento de peso, especialmente na gordura visceral, aquela entre os órgãos abdominais, tão danosa à saúde vascular. Aumenta a resistência à insulina, favorecendo evolução para o *diabetes mellitus,* entre outros tantos transtornos que é capaz de criar.

Nós nos acomodamos com situações de convívio, dívidas, falta de perspectiva, desemprego, diminuição da libido; não deveríamos, mas nos acostumamos. E por que agimos assim? Talvez seja em virtude de um comodismo que nos leva a aceitar as regras impostas por uma sociedade hipócrita, e, com receio de exclusão, submetemo-nos a seguir a "cartilha social", com a qual "se ensinam" falsos ideais, como, por exemplo, o padrão de beleza a ser seguido; mas pouco se encontra sobre como encarar e tratar doenças levando-se em consideração a particularidade de cada ser humano. Contudo, em meio a tantas imposições, são possíveis paliativos, que não necessariamente encontram-se nas farmácias, mas provavelmente em um consultório, com um médico – além dos livros (não sem lê-los) –, judicioso e participativo da contemporaneidade social, que possa indicar condutas mais coerentes ao paciente e não quanto à obesidade.

Penso que a partir de agora seja mais fácil entender que, muitas vezes, pessoas que dizem comer pouco e assim mesmo engordar possam mesmo estar falando a mais pura verdade. E a muitos maridos: talvez a boca da esposa não precise de fato ser fechada para comer, e sim, ser aberta para falar.

Capítulo 14

Os nódulos da tireoide e os riscos de câncer

A infinita finitude e o medo

A obviedade da finitude nos incita diariamente, a uns mais e a outros menos. Temos medo. Inicialmente, medo nos semáforos; é de manhã, e o motoqueiro é o primeiro que inspira desconfiança, devido aos altos índices de assaltos registrados envolvendo motoqueiros – e nesse caso não seria um cidadão em sua motocicleta dirigindo-se ao trabalho, ele pode estar se aproximando para cometer um latrocínio. Porém, na nebulosidade do cérebro criminoso, isso é variável; ele pode também não gostar de sua "pompa" dentro do carro lacrado com "insulfilm", e querer lhe mostrar que não adianta desafiar habilidades alheias com cuidados tão frágeis.

Se escaparmos do primeiro round, estaremos no trabalho. Consideramos que o cônjuge passou pelo mesmo round em outro palco; ligamos, então, para garantir que "estamos todos bem" (aliás, título de um belo filme italiano com Marcello Mastroianni; se encontrá-lo, assista). Assustamo-nos às vezes com o telefonema da casa de nossos pais, são mais ou bem mais velhos que nós (considerando a felicidade de ainda ter ao menos um deles vivo) e a cada dia o nosso subconsciente guarda o tal medo para eles também.

Hora do almoço. Merecemos algo como picanha, uma linguicinha, para ter um prazer no meio do dia. Uma preocupação instintiva surge já lá pelo fim da refeição: é a lembrança do amigo com menos de 40 anos que faleceu por infarto agudo do miocárdio semana passada, jogando futebol com os amigos. E o seu colesterol anda pelo tal limite. Medo de novo.

Trabalhar na segunda parte do dia, conscientes de todas aquelas horas que superamos incólumes, apesar de erros e acertos, nos deixa mais prudentes e confiantes para enfrentar o restante da jornada. Hora do retorno para casa, ligamos o sensor para motos ou pedestres em sinais de trânsito, e obrigatoriamente temos que refinar a concentração, pois em instantes teremos que abrir o portão de casa ou o portão automático do prédio (existe um acordo de códigos secretos entre familiares, porteiros e quem chega, mas sabemos que às vezes falha).

A infinita finitude, que nos cerceia os sonhos, que nos agride com despedidas de tal violência que fazem com que nunca mais sejamos os mesmos, é a mesma finitude que protege o planeta da submissão eterna ao vazio humano e asqueroso de "Hitlers", "Mussolinis" e de todos os correlatos fascistas, nazistas ou sem bandeira definida, mas não menos desprezíveis.

Que infinita sabedoria de findar tem a natureza? Agredida sempre, em movimentos indecifráveis responde intrépida, com a lógica incorrigível de algo que não finda de fato, mas só recomeça, resume a vida em um "tudo passa".

Chegamos. Beijos em filhos, cônjuge, preces a Deus. Essa rotina não nos subtrai o medo, mas nos deixa mais fortes para viver cada dia como se fosse o último.

Essa crônica expressa a lógica da certeza de que iremos embora, por um ou outro motivo, e somos mesmo falíveis, e acima de tudo frágeis. Evitamos, inclusive, algumas palavras, prevenindo-nos do mau agouro que pronunciar "câncer" possa promover; sabe-se lá se alguma célula mais perturbada pode entender isso como ordem e de repente começar a multiplicar-se sem parar.

Temos muito medo do câncer, e tudo que nos faça lembrá-lo é "non grato". Nódulo, por exemplo, sabemos que não é exatamente câncer, mas pode ser; não gostamos de ouvir essa palavra também. No íntimo nos vem uma mescla de esperança com agonia, pois é permitido ao tal nódulo revelar-se benigno, seja no fígado, rins, mamas, pulmões, tireoide, ou em qualquer outro paradeiro. E tudo será parte de uma lembrança, que pode até nos mudar para melhor. Por outro lado, pode ser câncer, e nesse caso dirá o doutor: "Depende do tipo celular, mas ao menos diagnosticamos no início".

A tireoide vive dias de intensa visibilidade; órgão que viveu apogeus na mídia, intercalados com períodos mais serenos, mas nunca de anonimato, volta à cena em grande estilo, especialmente aqui no Brasil, com questões relacionadas ao iodo (tema do capítulo 12). Vez por outra, a presença de nódulo de tireoide em alguma pessoa famosa arma a correria do pessoal da imprensa no esclarecimento do referido mal. O corre-corre é saudável, e tem revelado especial atenção da população geral em relação ao risco de câncer de tireoide.

Há quem sugira o auto-exame do pescoço, assim como as mulheres são orientadas a fazer com as mamas, o que não chega a ser um exagero, pois de 4% a 7% da população apresenta nódulos de tireoide palpáveis. Porém, estudos de pesquisa para a presença de nódulos de tireoide com ultra-sonografia ou dados de necropsia mostram a presença de nódulos em 40% a 50% da população geral. Apesar da alta prevalência de nódulos na tireoide, somente 5% a 17% dos nódulos de tireoide são malignos, sendo os outros restantes benignos. Separar o joio do trigo não é tarefa simples.

Damos graças a Deus pela congruência de fatos, que fez com que a solicitação de exames laboratoriais para a verificação da função tireoidiana estivesse algo cravada na mente do médico, e a cada dia deixamos menos pessoas com a qualidade de vida comprometida por uma doença de tão fácil tratamento. Penso que já é hora de estendermos tal raciocínio para a pesquisa de doenças nodulares com imagens, especialmente a ultra-sonografia. Adicionalmente, entendo que, assim como a ultra-sonografia pélvica já é uma rotina na ginecologia, devemos tornar rotina a ultra-sonografia de tireoide na clínica médica diária.

Uma vez confirmada a existência do nódulo tireoidiano, é importante recordar que as chances de malignidade são apenas de 5%. É necessária a pesquisa, à exaustão, para que se possa considerá-lo incluso nos outros 95%. São vários os dados que colocam determinado nódulo mais próximo do diagnóstico de malignidade, a saber: consistência firme e preso aos músculos, com pouca mobilidade, crescimento rápido, alterações de voz, presença de história de câncer de tireoide na família.

Em escalada paralela, a ultra-sonografia transmite algumas informações valiosas. Inicialmente fornecendo dados quanto à homogeneidade ou heterogeneidade da tireoide, algo como nos dizer se determinada parede é pintada apenas com uma cor, se se apresenta lisa, sem nenhuma mudança no tom de cor, ou se algum buraco, pregos ou consertos são encontrados. Se tal parede é lisa, de cor uniforme, sem alterações, podemos dizer que é homogênea; se, por outro lado, são vistas desordens nessa superfície, denominamos tal espaço de heterogêneo. Pois bem, na avaliação da imagem obtida com ultra-sonografia da tireoide, podemos didaticamente admitir um paralelo com a tal parede, pois, se o órgão se apresenta em sua textura habitual, dentro de padrões de tonalidade condizentes com seu aspecto usual ao exame, dizemos que é uma tireoide homogênea à inspeção com o ultra-som. Se a tireoide encontra-se com vários detalhes de alteração de textura, vários tons misturados, denotando heterogeneidade em sua superfície, obtemos então a informação de que essa tireoide por algum motivo expressou uma resposta inflamatória, havendo grandes possibilidades de ser a tireoidite de Hashimoto, tão discutida neste livro.

Porém, uma tireoide homogênea ou heterogênea pode apresentar um nódulo ou mais, e a partir de agora precisamos utilizar algumas associações, nunca infalíveis. Se um nódulo encontra-se em uma tireoide heterogênea, provavelmente vítima de processo inflamatório, a possibilidade de que um ou mais nódulos tenham surgido como resultado da bagunça inflamatória não é desprezível; porém, ao contrário, se um nódulo encontra-se em uma tireoide completamente normal sob outros aspectos, a desconfiança torna-se maior.

Nódulos denominados hipoecóicos, por serem mais escuros que o restante da glândula, nos preocupam mais que nódulos que apresentam mesma tonalidade que o restante da glândula (denominados isoecóicos). Da mesma forma, nódulos mais claros que o restante da glândula, denominados hiperecóicos, preocupam menos que os hipoecóicos. Nódulos bem delimitados, com bordas nítidas, envoltas por um halo escuro semelhante a um anel, também podem prenunciar benignidade, enquanto um nódulo com limites pouco precisos está mais comumente associado a malignidade. Mais de um nódulo, em uma tireoide homogênea ou heterogênea, nos deixa menos apreensivos do que a presença de nódulo único, pois partimos do pressuposto de que o câncer surge a partir de uma só célula, que perdeu sua capacidade de domínio sobre suas divisões celulares, e não de várias células iniciando cânceres em posições distintas. Não nos esqueçamos da falibilidade dessas associações.

Outra informação importante revelada pela ultra-sonografia se mostra quando esse exame é associado ao Doppler colorido dos vasos que se relacionam com a tireoide, e principalmente dos vasos relacionados com nódulos de tireoide. Nesse caso, podemos ter informações valiosas acerca de determinado nódulo. Nódulos que não apresentam vascularização periférica nem em seu interior (vascularização central) são nódulos avascularizados, em teoria, não podem ser cânceres, já que o câncer depende de sangue e este chega por vasos. Sem vasos, sem câncer. Nódulos que só possuem vascularização periférica não nos deixam totalmente seguros, mas trazem boa expectativa. Já os nódulos com vascularização periférica e central demandam maior preocupação, sendo importante a reunião de todos os itens anteriores para criar um denominador comum.

Fazer ou não a chamada punção aspirativa por agulha fina (PAAF) vai depender da avaliação inicial, citada em parágrafos anteriores. A PAAF surgiu como a chave mágica que nos daria todas as certezas quanto ao diagnóstico do nódulo. Porém, existem limitações na técnica, e algumas vezes esse exame será apenas mais um complemento que se juntará a tudo o que citamos, para que, a partir do somatório, indiquemos ou não a cirurgia.

É verdade que a cada dia aumenta a expectativa em relação ao surgimento de marcadores químicos que nos garantam o diagnóstico; avançamos, é verdade, mas ainda estamos distantes da certeza.

Os cânceres de tireoide se dividem nos seguintes tipos histológicos:

Carcinoma papilífero de tireoide: em média, corresponde a 70% do total dos cânceres de tireoide. Costuma ser diagnosticado na PAAF, pelo seu padrão arquitetônico típico. É um câncer bem diferenciado, o que quer dizer que suas células são muito parecidas com as do tecido tireoidiano normal, tendo apenas perdido a capacidade de dominar suas replicações, o que traz alta perspectiva de cura se obedecidos os atuais protocolos cirúrgicos e pós-cirúrgicos.

Carcinoma folicular de tireoide: o percentual de ocorrência desse câncer com relação ao total de cânceres da tireoide é extremamente variável nas diversas partes do mundo, sendo mais comum nas regiões que apresentam deficiência de iodo. Se a PAAF é de grande valia nos carcinomas papilíferos de tireoide, não podemos dizer o mesmo para os carcinomas foliculares, pois, quando encontrado na PAAF o tal padrão folicular, não se pode distinguir entre carcinoma folicular (tumor maligno) e adenoma folicular (tumor benigno) da tireoide, pois o diagnóstico de carcinoma depende de invasão capsular ou vascular, apenas possível na peça histológica (pós-cirurgia). Admitindo que o diagnóstico de determinado nódulo seja de carcinoma folicular de tireoide, as perspectivas não são tão otimistas quanto aquelas encontradas para o carcinoma papilífero, porém, os cânceres foliculares também são bem diferenciados, e seu prognóstico vai estar mais relacionado à precocidade do diagnóstico e à obediência aos protocolos.

Carcinoma anaplásico de tireoide: esse tipo de câncer corresponde a menos de 5% do total de cânceres da tireoide, normalmente atingindo pessoas com mais de 60 anos, e galopante a ponto de infelizmente levar ao óbito em seis meses em média. Na maior parte dos casos existe a disseminação das células cancerosas pelo corpo. Diferentemente dos carcinomas papilíferos e foliculares, as células do câncer anaplásico de tireoide são totalmente indiferenciadas, e não fazem nada daquilo que as células normais da tireoide fariam, apresentando como única rota de existência a replicação.

Carcinoma medular da tireoide: corresponde a menos de 5% do total de cânceres da tireoide. Na verdade, esse carcinoma ocorre dentro da tireoide, mas não a partir de célula tireoidiana, e sim a partir de células contidas entre as células tireoidianas denominadas células C da tireoide, que estão relacionadas com o metabolismo do cálcio no organismo. São tumores menos agressivos que os anaplásicos, e podem ainda estar relacionados com outros tumores no organismo, dentro de uma síndrome conhecida como neoplasia endócrina múltipla. Esta, quando diagnosticada, torna obrigatória a pesquisa em todos os parentes próximos, pois é de caráter hereditário. O grande indicador desse câncer é o alto nível sanguíneo de uma substância denominada calcitonina.

Não nos esqueçamos de que nódulos também podem ser causa de hipertireoidismo por produção autônoma de hormônios tireoidianos, e, como já dito, nessa situação o tratamento será sempre a eliminação do nódulo, cirurgicamente ou com iodo radioativo.

Capítulo 15

As paratireoides

É providencial que falemos um pouco dessas minúsculas glândulas, que na maioria das pessoas encontra-se em número de quatro; cada uma pesa de 35 a 40 mg, e são distribuídas em um par superior e outro inferior. As paratireoides estão inseridas no tecido tireoidiano, porém, são independentes da tireoide, apresentam vida própria, algo parecido com o Vaticano na Itália, um pequeno país dentro de outro (ou Mônaco, na França).

As paratireoides se responsabilizam pela sustentação dos níveis de cálcio no sangue, através de um hormônio denominado PTH (paratormônio); este, entre outras ações para elevar os níveis de cálcio, retira-o dos ossos e atua nos rins, recuperando o cálcio que seria liberado pela urina.

Essas ações das paratireoides são fisiológicas, de modo que pequenas variações no nível de cálcio já são suficientes para promover modificações na liberação do PTH, ou seja, os níveis de cálcio são mantidos no mais restrito controle.

O hiperparatireoidismo

Porém, existem algumas situações em que o PTH é liberado em grandes quantidades sem que os níveis altos de cálcio influenciem a sua liberação. Os adenomas (tumores benignos), carcinomas (tumores malignos) e a hiperplasia de duas ou mais paratireoides (algo parecido com os adenomas) produzem PTH sem respeito nenhum aos níveis de cálcio, provocando hipercalcemia. Os níveis elevados de cálcio e de PTH se traduzem por graves consequências clínicas, algumas de fácil entendimento.

A retirada exagerada de cálcio dos ossos proporcionada pelos altos níveis de PTH leva, em regra, a osteopenia (descalcificação mais leve) e a osteoporose (descalcificação mais grave), e, no caso dos adenomas, em que a doença pode se arrastar por anos, a descalcificação pode ser tão grave que é grande a possibilidade de que ocorram fraturas espontâneas nos ossos dos indivíduos acometidos por essa doença. No caso de carcinoma, talvez a agressividade da doença não permita que a descalcificação alcance esses níveis.

Também é comum acontecer formação de cálculo renal, devido aos altos níveis de cálcio circulante.

Poderíamos nos alongar quanto às complicações das doenças das paratireoides, no entanto, é uma situação clínica pouco comum, que tem que ser dominada do diagnóstico ao tratamento pelo médico especialista. Porém, o que mais nos interessa com relação a essas pequeninas glândulas é a situação em que, após manipulação cirúrgica da tireoide, elas deixam de funcionar, temporária ou definitivamente.

O hipoparatireoidismo pós-cirurgia de tireoide

Em uma cirurgia extensa da tireoide, como na ocorrência de câncer, em que a glândula é retirada totalmente, é necessário que o cirurgião de cabeça e pescoço seja muito habilidoso e tenha o cuidado de manter as paratireoides em condições de funcionamento pós-cirurgia – além de localizá-las durante o ato cirúrgico, deve-se tentar ao máximo não lesar os vasos sanguíneos que as irrigam. Em regra, nessas cirurgias extensas é comum que as paratireoides, por algum tempo, não reassumam suas funções, o que pode durar de meses a até um ano. Por outro lado, também não é incomum a perda da função das paratireoides em definitivo após tais procedimentos cirúrgicos, ou mesmo após procedimentos menos agressivos na tireoide.

Na situação do hipoparatireoidismo pós-cirurgia da tireoide, a queda dos níveis de cálcio no sangue pode atingir patamares assustadoramente baixos, pois a falta da função das paratireoides não permite a correção dos níveis desse elemento, que seria automática com a ação dessas pequeninas glândulas. Os sintomas mais comuns na situação de baixos níveis de cálcio no sangue são fraqueza, formigamento em volta dos lábios, contrações involuntárias de músculos da face (trismo), e nas mãos iniciam-se movimentos que determinam sobreposição dos dedos em extensão. Associadas a esse quadro estão algumas alterações comportamentais e a sensação de morte iminente.

A suspeita de hipoparatireoidismo deve ser levantada em qualquer paciente pós-cirurgia da tireoide que apresente alguns dos sinais citados anteriormente; a possibilidade deve sempre ser admitida, por mais competente que seja o cirurgião. O tratamento do hipoparatireoidismo transitório ou permanente consiste na administração de compostos com cálcio por via oral (ou endovenosa, se houver emergência médica por hipocalcemia grave), associado a substâncias como o calcitriol, que diminui a perda de cálcio pela urina e, acima de tudo, aumenta a absorção intestinal desse elemento.

Uma vez iniciado o tratamento, dada a necessidade clínica, só o estreito acompanhamento do paciente pelo médico assistente poderá dizer em qual momento deverá ser modificada ou encerrada a terapia.

Considerações finais

Espero que este livro possa de alguma forma colaborar com aquelas pessoas que, por um motivo ou outro, desejem saber um pouco sobre o assunto. Penso que às vezes o desconhecimento técnico nos afasta de temas importantes, porém, deveríamos ter pelo menos uma ideia do que se trata. Acredito que nós, profissionais médicos de qualquer área de atuação, poderíamos dar mais atenção e informação ao nosso público.

Tenho conhecimento de que este livro não tem apelo comercial, ou seja, quando pensei em escrevê-lo, não passou em nenhum momento em minha cabeça alcançar qualquer ganho financeiro com ele. Ao contrário, dediquei uma parcela do meu tempo para escrever este compêndio com um único e sincero desejo – o de poder informar. Atendo a inúmeros pacientes que padecem de problemas na tireoide. Acompanho essas pessoas e muito sei sobre suas angústias, medos, e às vezes até verdadeiro desespero, causados em virtude da doença.

Por outro lado, dediquei-me anos e mais anos aos estudos relacionados à minha especialidade, a endocrinologia. Alcancei vários títulos, os quais me autorizam a discorrer sobre o assunto, e por isso não acho justo deixar de ao menos tentar levar um pouco de informação a quem possa interessar.

Espero que este livro desperte nas pessoas sentimentos de alerta e atenção sobre um assunto bastante comum, mas ignorado por muitos – a tireoide. Essa "terrorista" que, uma vez comprometida em seu funcionamento, desencadeia doenças graves, mas que podem ser tratadas e evitadas. Que a sua tireoide seja fonte de saúde para você. Não de preocupação.